piel bella

Catherine Maillard

MARABOUT

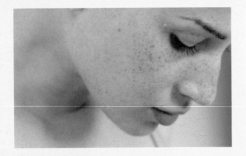

1 >>> 20
CONSEJOS

índice

introducción 4
¿cómo utilizar este libro? 7
¿qué tipo de piel tiene usted? 8

guía de plantas medicinales 124
índice alfabético 125

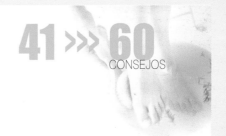

21 >>> 40 CONSEJOS

41 >>> 60 CONSEJOS

introducción

¿piel de durazno o piel de lija?

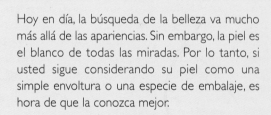

Hoy en día, la búsqueda de la belleza va mucho más allá de las apariencias. Sin embargo, la piel es el blanco de todas las miradas. Por lo tanto, si usted sigue considerando su piel como una simple envoltura o una especie de embalaje, es hora de que la conozca mejor.

Las funciones de la piel

Lluvia y viento, calor y frío, microbios… La piel nos protege de muchas agresiones. Al mismo tiempo, cumple con muchas otras funciones biológicas, como el mantenimiento del nivel de hidratación del organismo, así como la regulación de la temperatura. En resumen, la piel se ocupa de recibir y transmitir a todo el organismo la información indispensable para mantener su equilibrio biológico. Son estas cualidades las que nos impulsan a prodigarle mil atenciones.

Las tres capas de la piel

Para cumplir con su cometido, la piel se constituye de tres capas —epidermis, dermis e hipodermis—, cada una con su propia función y estructura. La epidermis, la capa más superficial, se compone de células muy resistentes, unidas por una sustancia proteica llamada queratina. Estas células se renuevan constantemente, mientras que las células que conocemos como "muertas" se acumulan por lo regular en la superficie de la piel. La misión de la epidermis es doble: proteger al organismo y eliminar el sudor. La dermis, por su parte, procura la sensibilidad táctil a través de papilas surcadas por terminaciones nerviosas. Asimismo, contiene el colágeno y la elastina, responsables de la elasticidad de la piel, y mucha agua. Cuando la dermis se altera, aparece el envejecimiento. Igualmente importantes son las glándulas sebáceas, que secretan el sebo (verdadero lubricante del estrato córneo), y las glándulas sudoríparas; ambas se encuentran también en la dermis. Por último, la hipodermis, la capa más profunda, contiene un tejido adiposo que almacena en forma de lípidos las grasas alimenticias. No sólo protege a los músculos y huesos, sino que además regula la temperatura del cuerpo. Y no hay que olvidar que asegura la firmeza del contorno del rostro.

¡La piel es emotiva!

Pero la piel es más que una barrera entre el organismo y el mundo exterior. Es sensible a las emociones. ¿Una gran alegría, un problema amoroso? Los vasos sanguíneos se dilatan, la sangre afluye y la piel se enrojece. ¿El miedo se ha apoderado de usted, los celos la han invadido? Los vasos sanguíneos se contraen, la sangre se retira, la piel palidece y se enfría.

Es, pues, el espejo de nuestras emociones. Si la piel hablara, de seguro gritaría. Terreno propicio para las afecciones psicosomáticas, la piel posee un talento muy particular para sacar al inconsciente a escena. El acné, la micosis, la psoriasis son algunas de sus manifestaciones. Así, la piel es un formidable emisor-receptor de las sensaciones. Los cuidados que se adaptan a su naturaleza tienen, pues, virtudes que van más allá de la simple coquetería.

Estudios recientes han confirmado los vínculos entre la piel y el psiquismo. En efecto, el sistema nervioso y la piel tienen el mismo origen: ambos provienen de un mismo tejido, el ectodérmico, que no comienza a diferenciarse en el embrión sino hasta tres semanas después de la concepción. En ese sentido, esta conversación íntima entre ellos no resulta sorprendente. ¡Una razón más para incluir a la piel en su lista de preocupaciones!

Cuidarse

Atestada de receptores sensitivos (de 5 a 10 por centímetro cuadrado), la piel es capaz de percibir los fenómenos exteriores y de aprehenderlos. Los cuidados que usted le prodiga no sólo son maneras de salvaguardar la belleza de su epidermis, sino también su bienestar. Una piel sana significa un tacto sedoso y contornos claros, pero también un brillo logrado. No obstante, ni siquiera los productos mejor adaptados serán plenamente eficaces si usted no sigue hábitos adecuados de higiene y alimentación.

El arte de cultivar una piel hermosa recae sobre el conocimiento de sus aliados naturales. Ya sea que se trate de una piel seca, grasosa o cansada, usted debe definir sus necesidades para adaptarse a su naturaleza. Consultar a una esteticista o dermatólogo permite establecer un diagnóstico preciso. Es casi una parada obligatoria para obtener efectos cuantificables, para que el sueño de una piel lisa y sana se vuelva realidad.

Tomar las decisiones correctas

Usted puede saquear los estantes de las perfumerías para untarse de aceites y ungüentos, siempre y cuando sepa tener en cuenta las estaciones. Escuche los deseos de su piel en invierno, en verano, en primavera: son diferentes; los productos y las medidas de belleza también. Si todo anda mal en el rubro de la piel (arrugas marcadas, psoriasis), vuélvase sobre los consejos de esta guía para contrarrestar los efectos del tiempo y apropiarse los cuidados profesionales. Cualquiera que sea su perfil dermatológico, en ellos encontrará mil y un trucos para recuperar un cutis y una tez de ensueño… ¡Utilícelos sin moderación!

¿cómo utilizar este libro?

Este libro propone un programa a la medida de sus necesidades que le permitirá enfrentar el problema que le afecta. Consta de cuatro etapas:

- **Un test preliminar** le ayudará a analizar la situación.
- **Los primeros 20 consejos** le permitirán actuar sobre su vida diaria para prevenir los problemas de manera eficaz y mantenerse en forma.
- **20 consejos un poco más precisos** la guiarán para saber más y enfrentar las dificultades a medida que se manifiesten.
- **Los últimos 20 consejos** están reservados para los casos más difíciles, cuando la prevención y las soluciones alternativas ya no bastan.

Al final de cada segmento de consejos, una persona que enfrenta el mismo problema que usted relata y comparte su experiencia.

Puede seguir rigurosamente este recorrido guiado, poniendo en práctica sus consejos, uno tras otro. También puede tomar de aquí y de allá las recomendaciones que considere más adecuadas para su caso en particular, o que sean más fáciles de aplicar en su vida cotidiana. Finalmente, puede seguir las instrucciones en función de su situación: ya sea como simple prevención o para tratar un problema manifiesto.

●●● A MANERA DE GUÍA

Los pictogramas al pie de la página le ayudarán a identificar todas las soluciones naturales que están a su disposición:

Fitoterapia, aromaterapia, homeopatía, flores de Bach: respuestas de la medicina alternativa para cada situación.

Ejercicios sencillos para prevenir los problemas fortaleciendo su cuerpo.

Masajes y técnicas al servicio de su bienestar.

Todas las claves para descubrir soluciones a través de la alimentación.

Consejos prácticos que podrá adoptar diariamente para prevenir antes que curar.

Psicología, relajación, zen: consejos para hacer las paces consigo misma y encontrar la serenidad.

Un programa completo para resolver todos sus problemas de salud.
¡Ahora le toca a usted!

¿qué tipo de piel tiene usted?

Responda SÍ o NO a las siguientes preguntas para determinar qué parte del libro debe consultar.

		EL ASPECTO DE SU PIEL
SÍ	no	1. ¿Suele tener la tez opaca?
SÍ	no	2. ¿Está dispuesta a hacer el esfuerzo de despertar su piel cada mañana?
SÍ	no	3. ¿Su piel se pone seca y rojiza con los primeros fríos?
SÍ	no	4. ¿Tiene las mejillas secas y la nariz brillante a la vez?

		SU COMPORTAMIENTO
SÍ	no	5. ¿Le gusta ponerse al sol como lagartija por periodos largos?
SÍ	no	6. ¿Respeta las reglas de una dieta para "piel hermosa"?
SÍ	no	7. ¿Practica algún deporte?
SÍ	no	8. ¿Respeta los ritmos biológicos de su piel?

		LOS CUIDADOS COTIDIANOS
SÍ	no	9. ¿Conoce las virtudes de los aceites esenciales para la piel?
SÍ	no	10. ¿Ha pensado en establecer una estrategia antiarrugas?
SÍ	no	11. ¿Consume cobre en caso de afección cutánea?
SÍ	no	12. ¿Le apasionan las plantas exóticas?

Si respondió SÍ a las preguntas 2, 7, 8 y 9, diríjase a los consejos **1** a **20**.

Si respondió SÍ a las preguntas 1, 4, 5 y 10, vaya a los consejos **21** a **40**.

Si respondió SÍ a las preguntas 3, 6, 11 y 12, lea los consejos **41** a **60**.

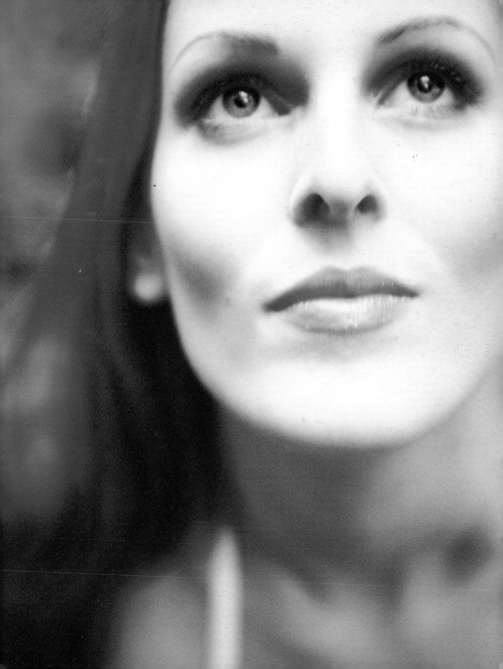

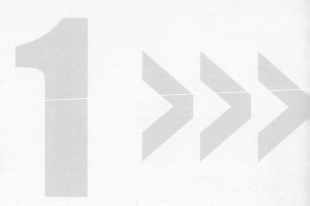

>> **¿Tiene una piel sana y desea conservarla?** Basta con llevar a cabo de manera cotidiana los consejos siguientes. Todas las mujeres pueden mejorar el tono y la belleza de su epidermis, siempre y cuando se ocupen de ella regularmente.

>>> Es posible obtener una piel fresca y tersa y reposar un rostro bello y triunfante en la almohada todas las noches: **basta con realizar día tras día algunos cuidados sencillos.**

>>>> **Este tratamiento se basa en cuidados naturales** que le ayudarán a mejorar poco a poco la luminosidad de su piel.

20
CONSEJOS

01

limpie sin resecar

Desmaquillarse es la primera etapa del embellecimiento de la epidermis. El brillo se obtiene atendiendo las necesidades de la piel. Por eso, tener a la mano el desmaquillante adecuado a su tipo de cutis forma parte de los cuidados de belleza esenciales.

Limpieza matutina

La limpieza, el primer cuidado de belleza del día, es por definición el momento en que le prestamos atención a nuestra piel. ¿Se desmaquilló por la noche? Pues bien, ¡vuelva a comenzar! Los desmaquillantes eliminan no sólo la pintura, sino también el polvo y la grasa. Es su deber escoger la fórmula que le convenga.

● ● ● PARA SABER MÁS

> Entibie las cremas desmaquillantes en las palmas de sus manos. Aplíquelas sobre el rostro y dé un masaje delicado con movimientos circulares. Después haga ventosa con las palmas para despegar las impurezas. Séquelas con un pañuelo de papel.

> Si elige una loción, impregne trozos de algodón y páselos sobre su piel varias veces hasta que salgan limpios.
> Las pieles muy secas deben evitar desmaquillarse en la mañana para conservar la capa de grasa de la noche.

Las cremas

Las nuevas cremas desmaquillantes se adaptan perfectamente a las pieles con tendencia seca que requieren suavidad, pues les aportan una sensación de frescura. Gracias a sus nutrientes e hidratantes activos, dejan una capa protectora sobre la piel. La loción tónica viene a completar este ritual.

Las espumas desmaquillantes

Si usted es de las que prefieren el agua, opte por las espumas desmaquillantes. Estas fórmulas sin jabón se enjuagan con agua abundante. Contienen tensoactivos muy suaves que respetan la acidez de la piel, además de que retienen el calcio del agua, el cual produce tirantez. Estas espumas desmaquillantes son perfectas para pieles mixtas y también respetan las resecas.

Las leches limpiadoras

Para las pieles sensibles, lo esencial es combinar simpleza y comodidad. Para ello hay que escoger leches (cremas líquidas) que no requieran enjuagarse: atrapan las impurezas y dejan una agradable película hidratante sobre la epidermis.

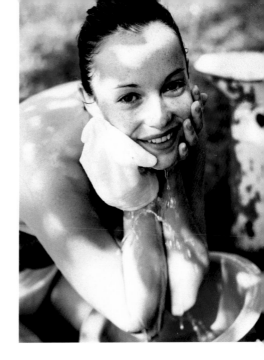

 EN POCAS PALABRAS

* Para las pieles secas, las leches garantizan una limpieza desmaquillante de gran comodidad.

* Para las pieles sensibles, las cremas eliminan las impurezas con suavidad.

* Para las pieles mixtas, las espumas desmaquillantes a base de agua dejan una epidermis perfectamente limpia.

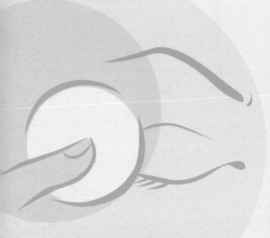

02

respete sus ojos

Es posible preservar zonas de alto riesgo, como los ojos, mediante una limpieza adecuada.

Conviene usar productos específicos y poner en práctica las medidas correctas.

La limpieza desmaquillante constituye un verdadero tratamiento de belleza.

Cuidarse los ojos

¡La belleza pasa por los ojos! Bastan sencillos cuidados cotidianos para conservar una mirada fulgurante. La limpieza del maquillaje es parte integral de los cuidados que merece este punto clave de su rostro. Si se realiza mal, puede afectar profundamente la frágil epidermis del contorno de los ojos. Desde el punto de vista del ánimo, este ritual le ofrece una agradable pausa al final del día. La hora de desmaquillarse se convierte en un tiempo para usted, en el que se vive el instante presente sin pensamientos inútiles. ¡Aprenda a borrar con un solo movimiento el estrés y el maquillaje!

Desmaquillantes a la medida

Según su perfil, usted puede elegir entre distintos tipos de desmaquillantes:
• Si le hace falta tiempo, las lociones desmaquillantes le permitirán limpiarse los ojos de una vez, con dos bolas de algodón, sin enjuagar. Son ideales para quitar cualquier rastro de grasa.
• Si se maquilla poco, las lociones bifásicas, que se sitúan entre las leches y lociones, están hechas para usted. Convienen también al cutis delicado. Dejan los ojos impecables.
• Si le gusta la suavidad, las leches, diseñadas para una limpieza cremosa, aportan una sensación de bienestar. Son perfectas para quienes temen el contacto con el agua.

● ● ● PARA SABER MÁS

> Limpie sus pestañas y párpados con un algodón impregnado en desmaquillante, partiendo del arco de la nariz y avanzando lentamente hacia las sienes. Elimine cualquier rastro de pintura con un hisopo de algodón humedecido en el producto. Enjuague con un tónico ligero.
> Los profesionales no aconsejan la limpieza si piensa volver a maquillarse inmediatamente, pues la base se correrá.
> Después de desmaquillarse: ¡un breve masaje con las palmas! Cubra con las manos sus párpados cerrados, presionando ligeramente los globos oculares. Respire a fondo, desconéctese…

EN POCAS PALABRAS

∗ Escoja el desmaquillante según su perfil.

∗ Aprenda a consentir sus ojos.

∗ Utilice hisopos para los detalles.

∗ No se desmaquille justo antes de volverse a maquillar.

despierte su piel

Para despertar la piel, el agua es esencial. No sólo la que toma, sino también aquella con la que rocía su rostro. Un desayuno sano y un masaje ligero le ayudarán a lucir un cutis de rosa desde la mañana.

El primer sorbo de agua

¿Considera que la belleza de su piel empieza al despertar? Si no lo cree así, ¡es tiempo de que se convenza! Puede comenzar a rehidratar sus células desde antes de levantarse de la cama, bebiendo a pequeños sorbos un vaso grande de agua mineral fresca. El agua es indispensable para eliminar las toxinas y revitalizar el organismo. Una vez levantada, rocíe su rostro con agua tibia, luego fría,

●●● PARA SABER MÁS

> El desayuno también puede ayudarle a conservar una piel hermosa.
> El té verde es una fuente de bienestar para la piel. Los investigadores han aislado una de sus moléculas, el polifenol, que promete ser el antioxidante más poderoso que se conozca (atrapa 80% de los radicales libres).

> Los jugos de fruta (naranja, limón o toronja) aclaran la tez y ayudan a eliminar toxinas. Suavizan la piel gracias al betacaroteno y a otros ingredientes activos que lo contienen.

con las manos en forma de cuenco. Treinta segundos son suficientes para hacer desaparecer las marcas del sueño. Para las pieles delicadas, un vaporizador de agua mineral es ideal.

Del aire y los masajes

Para oxigenar su piel y activar su microcirculación, practique el siguiente ejercicio de respiración: inhale inflando el vientre, y exhale a fondo expulsando todo el aire de los pulmones.

• Enseguida regálele a su epidermis un pequeño masaje que le ayude a afrontar el día con el rostro relajado.

• Agregue sobre la yema de sus dedos una porción de crema de día del tamaño de una nuez y distribúyala sobre el contorno de los ojos y la boca.

• Pellízquese suavemente las mejillas con la punta de los dedos para que suba el color. Por último nutra su piel con su crema favorita.

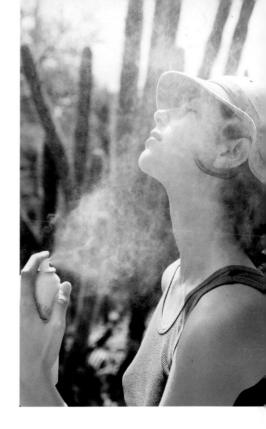

> Los cereales ricos en ácidos grasos protegen y nutren la epidermis. El trigo alisa y contrae la piel, mientras que la avena refuerza el cemento intercelular, evitando así cualquier pérdida imprevista de agua.

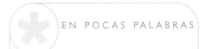
EN POCAS PALABRAS

* Beba agua para lucir un cutis de rosa.

* Respire a fondo para oxigenar su rostro.

* Prepare el desayuno para su piel.

04 hidrátese profundamente

Tiene un buen semblante, pero no le durará si no está suficientemente bien hidratada. Elija cuanto antes una crema de día que se adapte a su piel. La hidratación es una cuestión de belleza.

PARA SABER MÁS

> Elija cuanto antes una crema que convenga a su tipo de piel. Aplíquela regularmente mañana y noche, tratando de no romper esta regla.

> Los parches (patchs) contienen activos hidratantes que rellenan las arruguitas de las comisuras, atenúan las ojeras y combaten la resequedad.

Hidratación: un cuidado rejuvenecedor

Hidratamos nuestra piel para retardar los signos del envejecimiento. En efecto, el secreto de la juventud se basa en el grado de hidratación. Como el cuerpo, la piel contiene un 70% de agua, y el estrato córneo un 13%. Por debajo de ese porcentaje, se vuelve frágil y vulnerable a todas las agresiones. El sol, el viento y la contaminación dañan el estrato córneo, que se reseca y aparecen las arrugas. Para evitarlo, el agua debe fijarse en la epidermis mediante la hidratación.

Apueste a los campeones de la hidratación

Para compensar la pérdida hídrica natural de la piel, existen varias soluciones. Primero, beber suficientes líquidos. Recuerde que la hidratación interna satisface de 30 a 40% de las necesidades de la epidermis.

Después, hay que hidratar la piel desde el exterior, con ayuda de las cremas apropiadas. Si se aplican de manera cotidiana, restauran las funciones de la barrera cutánea.

Las primeras candidatas a la deshidratación son las pieles secas. Para ellas, las campeonas de la hidratación son las ceramidas y los ácidos grasos esenciales, que penetran a fondo y enriquecen los estratos córneos debilitados.

No olvide que la piel grasosa también puede deshidratarse mucho. En ese caso, hay que nutrirla sin engrasarla. Para ello, algunos activos de origen marino forman una red que hidrata la piel durante 24 horas.

 EN POCAS PALABRAS

* Opte por cremas ricas en activos reguladores de la hidratación.

* No olvide que una piel grasa puede deshidratarse.

* Beba mucha agua para hidratar la piel desde el interior.

> Para hidratar la piel de manera perdurable, no hay como una máscara hidratante. Aplíquela sobre el rostro y sobre el cuello y déjela actuar por lo menos veinte minutos. La frecuencia indicada: una vez por semana.

05

Ya sabemos que la alimentación tiene una gran influencia en el aspecto de la piel por los oligoelementos que aporta. Consúmalos en forma de complementos alimenticios o en cremas, constatará rápidamente sus beneficios.

considere los oligoelementos

El papel de los oligoelementos

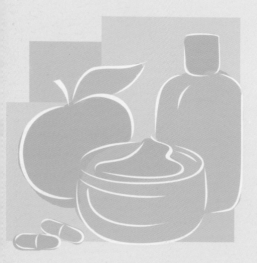

La oligoterapia utiliza sustancias minerales, casi siempre extraídas de metales, en dosis extremadamente bajas. Los cosmetólogos estudian actualmente sus efectos en la piel. Por desgracia, envejecemos cada día, pero por fortuna, algunos oligoelementos detienen la oxidación celular causante del envejecimiento cutáneo al activar ciertas enzimas. El potasio, reconocido por su acción diurética, es fundamental para el equilibrio de los intercambios hídricos. El selenio neutraliza los radicales libres. El silicio, elemento constitutivo de la piel, es indispensable para su elasticidad. Por último, el zinc tiene propiedades antioxidantes y cicatrizantes.

Curas: instructivo

Nuestro organismo no puede elaborar esos micronutrientes; provienen del exterior, en forma de complementos alimenticios o de productos cosméticos. Hoy día, la idea de fusionar cuidados internos y externos ya es ampliamente aceptada: muchos tratamientos combinan cremas, leches, lociones y cápsulas. Es importante fijarse en las dosis, que no deben rebasar los aportes nutricionales recomendados.

Para aumentar las defensas contra el envejecimiento, puede asociar los oligoelementos con las vitaminas A, C, E y B6, que actúan en sinergia. Pero no olvide que la belleza pasa primero por una buena alimentación. Las frutas y verduras frescas, en especial, constituyen ricas fuentes de oligoelementos.

● ● ● PARA SABER MÁS

> Elija los oligoelementos en función de su tipo de piel.

• Piel mixta: el zinc ha dado buenos resultados para regular la actividad de las células y disminuir la producción de grasa.

• Piel cansada, tirantez cutánea: la piel necesita selenio para combatir el envejecimiento de las células.

• Piel grasosa: el azufre es famoso por su capacidad para neutralizar las toxinas celulares.

> Sea paciente con las cremas enriquecidas con oligoelementos: para obtener resultados habrá que esperar por lo menos dos meses de aplicación diaria.

EN POCAS PALABRAS

✳ La cura a base de oligoelementos contribuye a retardar el envejecimiento de la piel.

✳ Extraiga la belleza de su plato.

✳ Combine cuidados externos e internos para obtener mejores resultados.

06

Fresas, manzanas, uvas… los cosméticos a base de frutas han hecho furor. Sáquele partido a la naturaleza; procúrese vitaminas mediante cremas o mascarillas elaboradas a partir de ácidos de fruta. Su cutis lo apreciará.

descubra las virtudes de las frutas

Moléculas multifuncionales

Los AHA (alfa-hidroxiácidos o ácidos de frutas) han revolucionado la industria de los cosméticos. Extraídos de la manzana, la caña de azúcar o del suero de la leche, sirven como hidratantes en baja concentración o exfoliantes en dosis fuertes. Así ya que, juegan un doble papel, pues irrigan la epidermis reseca al tiempo que limpian la piel, lo cual acelera la renovación celular. Indudablemente efectivos,

● ● ● PARA SABER MÁS

> Si bien las pieles grasosas aprecian los ácidos de frutas, las secas se irritan y enrojecen. Para evitar estos inconvenientes comience las primeras semanas con un producto que tenga una dosis del 8%. En caso de enrojecimiento, aplíquela con menos frecuencia.

> En lo que respecta a la cosecha de belleza, la OPC (proantocianidina oligomérica) es digna de mención. Se extrae de la pepita de la uva y es un

afinan con suavidad el estrato córneo y le aportan un brillo nuevo al rostro. Por lo demás, algunos estudios han demostrado que los AHA restituyen la síntesis del colágeno y de las fibras elásticas. Resultado: la piel recupera su elasticidad.

Sobre el buen uso de los AHA

Los ácidos de las frutas pueden emplearse en la crema de día; calcule una cura de tres meses e interrumpa por varias semanas antes de volver a comenzar. También pueden aplicarse en mascarillas cada vez que la cara necesite un toque especial.

Cuidado: antes de cada exposición al sol, recuerde aplicarse un bloqueador total, pues los ácidos de las frutas adelgazan la capa superior de la epidermis y disminuyen las defensas de la piel.

excelente protector del colágeno y la elastina. Sus virtudes antioxidantes son 200 veces superiores a las de la vitamina E.

EN POCAS PALABRAS

* Para recuperar la elasticidad de la piel, confíe en los ácidos de las frutas.

* Alterne los cuidados a base de AHA, en cremas o mascarillas.

* Pruebe los productos hechos con extractos de pepita de uva, ya que retardan el envejecimiento.

07

apueste al agua

Aunque no provienen del todo de la lluvia, el agua cosmética es muy eficiente; cumple sus promesas y regenera la epidermis sedienta. Al utilizar el agua que brota de la naturaleza, usted puede regalarle a su piel una auténtica cura termal a domicilio.

El agua termal embotellada

El agua caliza es dura y, por lo tanto, agresiva para la piel. Si tiene el cutis sensible y reactivo, mejor vaya a lo seguro: Las distintas gamas de aguas termales aportan diversos oligoelementos; se enriquecen al atravesar las capas geológicas durante sus recorridos subterráneos. Por eso, cada una tiene composiciones diferentes, al igual que los productos derivados de ellas.

● ● ● PARA SABER MÁS

> La utilización de un rocío de agua mineral es el acto de frescura por excelencia. Se usa en lugar de la loción tónica. También puede utilizarse después del maquillaje, para fijarlo. En cualquier momento del día, ahí está para refrescarla.

> Rocíe el agua a 20 cm del rostro, déjela actuar dos o tres minutos y séquela. Es ideal para mantener los tejidos bien hidratados.

> Si sufre de irritaciones, póngase una compresa rociada con agua termal.

Estos tratamientos se basan en productos adaptados a cada necesidad, a partir de aguas termales, gracias a los aditivos cosméticos que aportan. Ya que sabemos que la hidratación es una necesidad esencial de la epidermis, regalarse una cura termal a domicilio no es un lujo, sino una promesa de frescura.

Sobre el buen uso del agua cosmética

La mejor manera de retener el agua en los tejidos consiste en aplicarse un producto humectante en la piel. Para su satisfacción, existen varias fórmulas de aguas cosméticas. Estudiadas para hidratar y suavizar, garantizan la renovación celular del cuerpo y del rostro. Puede aplicárselas como aspersiones para refrescarse o al terminar la limpieza. Déjelas secar, sin frotar y después pásese ligeramente un pañuelo desechable. Este delicado gesto deja una capa protectora en la piel. Ya sea en su versión nocturna, relajante, matinal o tonificante, el agua cosmética es una amiga de la piel.

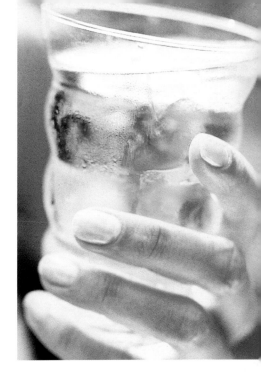

 EN POCAS PALABRAS

* El agua termal refresca la piel.

* Las aguas cosméticas contienen, además, agentes hidratantes contra la resequedac.

* Existe una gran similitud entre la composición de las aguas termales y la de la piel.

08

considere la talasoterapia

Es bien sabido que la belleza viene del mar. Por eso, ha llegado el momento de los tratamientos de algas, que rebosan de nutrientes marinos. No lo dude: coleccione curas de talasoterapia y baños marinos a domicilio para tener una piel de sirena.

● ● ● PARA SABER MÁS

> El baño de algas constituye un momento de descanso privilegiado.

> Conocida por sus virtudes relajantes, el alga kelp parda de los litorales marinos es la estrella de los baños antiestrés.
> El alga verde azul combate el cansancio y previene el envejecimiento celular.

Las virtudes de las algas

No es casualidad que las algas sean el eje de los productos de belleza. Estos vegetales marinos con recursos sorprendentes, contienen una fuerte concentración de oligoelementos, sales minerales y vitaminas. Por lo demás, hoy sabemos que nuestros fluidos orgánicos (sangre, linfa, plasma sanguíneo) presentan importantes similitudes con el líquido intracelular de las algas. Entre las más interesantes, mencionemos el alga verde, el alga parda japonesa y el alga roja, que tienen cualidades antirradicales excepcionales, muy útiles para lograr un cutis de terciopelo. En cuanto a la *delesseria sanguínea*, es rica en vitaminas A y K, y actúa sobre la hidratación. El empleo regular de algas en forma de cremas o mascarillas tiene una acción preventiva y curativa sobre el envejecimiento de la piel.

Talasoterapia y belleza

Para defender la piel contra las agresiones de la vida moderna (estrés, contaminación), no hay como los tratamientos de yodo. Para recuperar la belleza, el tono y el gusto de vivir, regálese una estancia en un centro de talasoterapia. Este paréntesis, verdadera cura natural que aprovecha el conjunto de las propiedades del medio marino, permite sacar a flote el cuerpo y el espíritu, sobre todo por el agua de mar (cloro, sodio, magnesio, calcio…). En el transcurso de los tratamientos (baños, chorros, duchas, masajes…), los componentes del agua de mar penetran en el organismo a través de la piel. Para ello, el agua debe estar a una temperatura promedio de 32 a 33 °C. Si puede, tome curas cortas dos o tres veces al año, como *liftings express*.

EN POCAS PALABRAS

* Opte por fórmulas cosméticas a base de algas que dinamicen la piel.

* Las curas de talasoterapia actúan como *lifting express*.

* Sumérjase en baños de algas, excelentes para remineralizar la piel.

> Para hacer su elección, lea las etiquetas o pídale consejo a un especialista.
> El alto contenido de componentes marinos de estos baños elimina la fatiga de todo el organismo. Un baño de quince a veinte minutos es suficiente. Envuélvase al salir en una bata caliente.

09 embellezca mientras duerme

Solemos olvidar que la piel se regenera mejor durante el sueño. En efecto, las células se dividen dos veces más rápido durante la noche. Así, si se aplican cada noche, las cremas nocturnas despliegan toda su eficacia.

Aproveche la noche: su piel acumula mucho cansancio durante el día. A usted le corresponde darle un mantenimiento eficaz, sobre todo porque en la noche aprovecha para renovar su repertorio de células. Las de la capa profunda se dirigen entonces a la superficie y se transforman en células superficiales, ricas en queratina.

Las cremas de noche: elija una crema de noche más rica e hidratante que su crema de día. Durante la jornada, este producto mantiene las defensas de la piel, mientras que los tratamientos nocturnos son reparadores. Debe restituir la dinámica de las células. Opte por fórmulas ricas en ácidos grasos esenciales (AGE) que nutran la capa hidrolipídica. Las cremas con vitaminas A, C y E son antirradicales. Para optimizar sus efectos, respete los ritmos biológicos de la piel: la mejor hora para beneficiarse de los principios activos de un producto de noche se sitúa antes de la medianoche.

●●● PARA SABER MÁS

> La falta de sueño se marca inmediatamente en el rostro en forma de ojeras, arrugas y tez grisácea.
> Nunca interrumpa los rituales de limpieza del maquillaje y la crema de noche. Beba un vaso de agua grande al acostarse y otro antes de levantarse.

EN POCAS PALABRAS

* En la noche, ofrezca a su piel una crema o un bálsamo que le ayude a recargar sus baterías.

* Duerma lo suficiente: su piel lo necesita.

10 atrévase a utilizar sueros

Hay días en los que daríamos todo por borrar las marcas del tiempo. La cosmética de alta tecnología responde a esta inquietud con los sueros. Su misión: regenerar profundamente la epidermis.

Garantizar la tonicidad: todas las pieles necesitan estar tonificadas para resistir la pérdida de firmeza. Con el tiempo, el óvalo de la cara pierde definición, los contornos se relajan y la elaboración de fibras de la dermis se vuelve más lenta. A eso se agrega la retracción de los músculos faciales. En resumen, todo se combina para provocar la flacidez del rostro.

Opte por productos reafirmantes: es preferible no esperar los primeros signos para darse un tratamiento profundo. Los sueros están compuestos de ingredientes biológicos en grandes concentraciones. Sus abundantes principios activos contribuyen a reafirmar y drenar. Sus objetivos: rescatar a la epidermis de la flacidez y mejorar el semblante casi de inmediato.

● ● ● PARA SABER MÁS

> Ponga su suero en el frigorífico. Tendrá un efecto vasoconstrictor más eficaz, que le proporcionará firmeza y estabilidad.
> Refuerce la acción del suero añadiéndole el efecto de firmeza que otorga el agua fresca.

EN POCAS PALABRAS

* El tiempo y el cansancio provocan que la piel se venga abajo: los contornos de la cara se relajan.

* No espere para probar la eficacia de los sueros tensores.

* Sus principios activos son muy concentrados.

11

cambie
de piel

El abuso del sol, la contaminación, el cansancio...

La epidermis termina por agotarse.

Como complemento a los cuidados cotidianos, en ocasiones es necesario ayudar a las pieles sensibles a purificarse. Por fortuna existe la exfoliación: un truco de oro para cambiar de piel.

Borrar para purificar

La exfoliación es un fenómeno natural que permite a la epidermis deshacerse de las células muertas pero, a veces, este proceso natural resulta ineficaz y es necesario darle una mano por dos razones: el ciclo de renovación, que es de 20 a 28 días en la juventud, se hace más lento con la edad. Además, ante distintas agresiones (contaminación, sol, etc.), las células se multiplican de manera excesiva y asfixian poco a

● ● ● PARA SABER MÁS ─────────────

> Las pieles secas y sensibles deben exfoliarse dos veces al mes; las pieles mixtas o grasosas, de una a dos veces por semana, insistiendo en las zonas centrales (la nariz, la barbilla y el centro de la frente).

> Para afinar la textura de su piel, frótese vigorosamente con las manos: ¡pruebe una técnica que ha dado resultados!

poco la piel, volviéndola opaca. El uso regular de un producto exfoliante permite liberarla de sus impurezas y devuelve el brillo a su tez.

Los exfoliantes

Los productos exfoliantes tienen un efecto mecánico: los gránulos que contienen ruedan sobre la piel y la despojan de las células muertas y de los puntos negros. Además, el masaje estimula la circulación. Resultado: los intercambios intercelulares se refuerzan y la tez resplandece.
Otras texturas, suaves y sin gránulos, se transforman a la hora de la aplicación en una exfoliación suave, lo cual permite un cuidado de belleza delicado.
Las cremas con ácidos de frutas (AHA) tienen una acción exfoliante eficiente. La textura de la piel se afina maravillosamente.

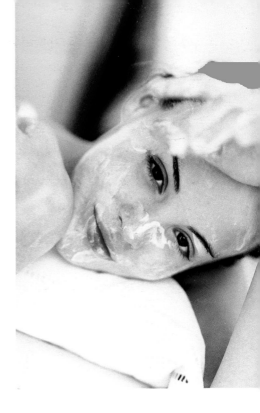

> **En la playa, frótese con arena mezclada con aceite de monoi. Luego sumérjase. Una vez enjuagada, vuelva a aplicarse el aceite.**

 EN POCAS PALABRAS

* El uso regular de un exfoliante es necesario.

* Los exfoliantes pueden contener gránulos y ácidos de frutas.

* Elija el ritmo correcto en función de su tipo de piel.

12

fiesta de máscaras

Las mascarillas hidratantes son sorprendentes. Dada su concentración, a veces basta con esparcir una porción del tamaño de una avellana de producto sobre la piel y dejarla reaccionar para embellecerse. Su secreto: activos que responden a las necesidades de la epidermis.

El papel de las mascarillas

Verse más fresca también es una cuestión de mascarillas de belleza. Estos productos, con objetivos determinados, embellecen los rasgos, cualquiera que sea su edad o tipo de piel. Responden a las necesidades de la epidermis: invertir los efectos del tiempo y tonificar e hidratar la piel. Lo ideal es alternar los productos, pues no todos tienen las mismas propiedades.

● ● ● PARA SABER MÁS ───────

> Si su epidermis brilla, no dude en eliminar el exceso de producto con papel absorbente.

> Si su piel es grasa o mixta, es inútil reforzar los efectos de la mascarilla con su crema habitual.

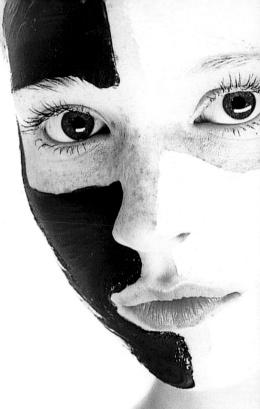

Así, las arcillas purifican, las aguas termales calman, la vitamina C revitaliza, el aceite de chabacano hidrata...

Máscaras de belleza

Las mascarillas se utilizan una vez por semana o más, si usted aprecia el efecto relajante y regenerador. Por regla general, es mejor evitar el contorno de los ojos, ya que puede suscitar una mala reacción. Por el contrario, puede aplicarla en el cuello, una zona del cuerpo particularmente vulnerable y a menudo olvidada en los cuidados cotidianos. En todos los casos, intente respetar el tiempo de aplicación. La piel es como un ecosistema frágil. Tratada de manera exagerada, termina por perder su facultad por antonomasia: la de adaptarse a su ambiente reequilibrándose de manera natural.

> Aproveche su sesión de belleza para relajarse y escuchar música con sonidos de la naturaleza: animales, mar, aves. Estamos en la época de la estimulación multisensorial.

EN POCAS PALABRAS

* Aplíquese una mascarilla cada vez que le apetezca un tratamiento relajante de belleza.

* Una mascarilla es dos veces más concentrada que una crema (tiene dos veces más activos).

* Elija su mascarilla para aliviar, hidratar o revitalizar.

13 confíe en las plantas

La belleza toma posesión del campo. Salvia, romero, tomillo… las plantas nos hacen hermosas. Cada aceite esencial posee virtudes específicas particularmente interesantes en el plano cosmético.

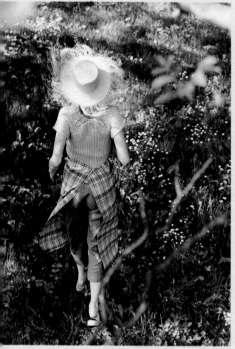

●●● PARA SABER MÁS

> La salvia es muy buena para las pieles que se irritan con facilidad. Antitranspirante y relajante, alivia el enrojecimiento y combate los granos.

> El neroli es aconsejable para las pieles sensibles, aclara la tez.
> La angélica compensa la carencia de lípidos de las pieles secas.
> El romero regula la secreción de sebo y cierra los poros.

Las virtudes de los aceites esenciales

Los aceites esenciales se extraen de plantas aromáticas. Estas sustancias odoríferas concentran hasta cien veces ciertos principios activos. Poderosas y variadas, atraen la atención de numerosos laboratorios especializados en la elaboración de cosméticos naturales, pues todas favorecen, en diferentes grados, la oxigenación y la regeneración de la piel. La combinación de varios aceites esenciales refuerza la acción de los componentes separados. Usted puede prepararse sus productos de belleza de acuerdo con sus necesidades. Recordemos que las zonas del cerebro que captan los olores son también los centros de las emociones: los cuidados aromáticos de la piel garantizan su belleza interior.

El ritual de belleza

La importancia de los aceites esenciales reside en su capacidad de penetrar rápidamente en la piel. Por ser lipófilos, las capas lípidas los absorben muy bien, estimulan la circulación sanguínea, eliminan las toxinas y favorecen la correcta repartición de los diferentes principios activos en las capas profundas de la piel. Pero cuidado: los aceites esenciales son muy concentrados y exigen un gran rigor en su uso. Comience por mezclar el producto (7 gotas) en una cucharada sopera (15 ml) de aceite de base o vehicular. Después, aplíquelo suavemente sobre el rostro y el cuello, evitando el contorno de los ojos.

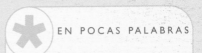

EN POCAS PALABRAS

* Los aceites esenciales respetan el ecosistema de la piel.

* Busque en la naturaleza todos los aceites que cultiven su belleza.

* Hágase un verdadero *kit* de belleza al combinar mezclas según sus necesidades.

> El aceite de hojas de canela mejora el nivel de elasticidad de la piel.
> El aceite de geranio es tónico y el de rosa reequilibra la epidermis.

14

descubra el aceite vegetal

Soya, jojoba, almendra... la belleza se alimenta de la naturaleza. Los aceites vegetales siempre han formado parte del repertorio de belleza femenino. Todos ellos constituyen una fuente de ácidos grasos insaturados que nutren profundamente la piel.

El humor vegetal

Los aceites vegetales, como productos de belleza en estado puro, ofrecen extractos de las frutas, los árboles o las flores de los cuales provienen. Al aplicarlos sobre la piel, se fusionan con el tejido cutáneo y liberan ácidos grasos esenciales, indispensables para su nutrición. Sus virtudes son múltiples: el aceite refuerza la cohesión del estrato córneo y restaura la capa hidrolipídica de la epidermis, manteniéndola mejor hidratada y haciéndola más resistente a las agresiones externas.

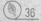

Embadurnarse el cuerpo, el cabello o el rostro de aceite es sin duda uno de los cuidados de belleza más sensuales. Después del baño, aplíquelo en pequeñas cantidades sobre la epidermis todavía húmeda, en lugar de crema para el cuerpo.

A cada aceite su especificación

• relajante y suavizante a la vez, el aceite de almendras dulces hace maravillas para desmaquillar las pieles frágiles y muy secas.

• el aceite de jojoba regula el flujo de grasa, revitaliza y nutre la dermis profundamente. Constituye además un filtro solar natural con índice de protección 5.
• son igualmente apreciados los aceites de borraja y de onagra, cuya riqueza natural en ácidos grasos regenera la piel y regulariza la actividad de las hormonas.
• el aceite de semilla de durazno se recomienda para las pieles grasosas.

● ● ● PARA SABER MÁS

> Cada cambio de estación, dé a su piel una cura revitalizante: durante tres semanas tome cápsulas de aceite de onagra en la mañana, y aceite de borraja a mediodía. Estas medidas complementan la acción de los cuidados externos.
> En el compendio de la belleza, algunos aceites son objeto de mitos. El famoso monoi, infusión de aceite de coco y flores de tiaré, es muy apreciado en Polinesia. Gracias a él las mujeres lucen una piel lisa como la del mango. Pasan horas dándose masaje con aceites que adquieren en el mercado local.

EN POCAS PALABRAS

✳ Las semillas o huesos de las frutas concentran múltiples virtudes en forma de preciados aceites vegetales.

✳ Tres o cuatro veces al año, combine un tratamiento interno con los cuidados externos.

15 apueste a la arcilla

Los cuidados faciales a base de arcilla responden a la creciente búsqueda de ingredientes 100% naturales. Para desintoxicar la piel, la arcilla blanca, rosa o verde, satisface nuestras expectativas de belleza.

En busca de lo natural: la arcilla es un producto de belleza natural muy eficaz. Esta roca sedimentaria se compone de silicatos de aluminio hidratados, resultado de la lenta descomposición del granito. Sus propiedades cosméticas y su color dependen de los minerales (óxido de hierro, sales, calcio, oligoelementos) que intervienen en su composición.

Cualquiera que sea el color de su piel, estos lodos son ricos en propiedades que embellecen. Dotados de un poder excepcional para drenar, atraen a la superficie de la epidermis todas las impurezas y estimulan la circulación sanguínea y linfática. La arcilla blanca —la más neutra— conviene a las pieles normales o mixtas, mientras que la verde se recomienda para las pieles grasosas.

Instrucciones de uso: aplíquese la mascarilla con la yema de los dedos, esparciendo una capa fina (cara y cuello). Evite el contorno de los ojos. Deje secar al aire libre. Apenas empiece a estirarse la piel, retire la mascarilla con un algodón mojado en agua mineral.

● ● ● ● PARA SABER MÁS

> **Para preparar una mascarilla facial, vierta de dos a tres cucharadas soperas de arcilla en un recipiente de barro o porcelana (jamás de metal). Agregue tres cucharadas soperas de agua mineral. Mezcle hasta obtener una pasta cremosa. Deje reposar durante una hora.**

EN POCAS PALABRAS

∗ Para limpiarse la piel profundamente, aplíquese una mascarilla de arcilla.

∗ La arcilla extrae las impurezas y activa la circulación sanguínea.

16 nútrase adecuadamente

Para llevar a cabo un "plan de belleza sin arrugas", no está prohibido hurgar en la cocina y experimentar para abastecerse de vitaminas. Verduras y frutas frescas, cereales integrales... las palabras clave son *variedad y calidad*.

El papel de la alimentación: las vitaminas del grupo B son indispensables para la renovación de las células de la piel. Sabemos también que las mejores antiarrugas son las vitaminas A, C, E, así como el betacaroteno (provitamina A), pues desempeñan un papel protector contra los radicales libres responsables del envejecimiento. ¡Su epidermis las adora!

Consuma vitaminas: las verduras verdes (alcachofas, apio, brócoli, espinacas...) hidratan la piel desde el interior gracias a su aportación de vitamina E, zinc y silicio. Las verduras y las frutas de color anaranjado contienen vitamina A y betacaroteno.
Los frutos con cáscara dura (almendras, nueces...) son verdaderos tesoros de vitamina E. Los cereales integrales proporcionan vitaminas del grupo B.

● ● ● PARA SABER MÁS

> Las vitaminas son delicadas. Algunas no resisten el calor, otras se alteran con la luz o la humedad. Prefiera la cocción suave para las verduras.
> En la medida de lo posible, dé prioridad a las frutas y verduras crudas, aderezadas con aceite vegetal (maíz, oliva, girasol, soya).

EN POCAS PALABRAS

✳ Opte por las vitaminas antiarrugas naturales: A, C, E, F.

✳ Ilumine su rostro con vitaminas del grupo B.

✳ Dé prioridad a las frutas y verduras crudas, aderezadas con aceite vegetal.

17

Para vivir bien y mantenerse hermosa,
no hay nada como la actividad deportiva.
Ya sea a solas o en familia, practicar algún deporte
ayuda a conservar una figura olímpica
y un ánimo siempre positivo. **Bien oxigenada,**
su piel lucirá más bella que nunca…

La satisfacción al final del esfuerzo

La belleza consiste en alcanzar la armonía entre cuerpo, espíritu y epidermis. Para conservar una silueta y una piel firmes, practique un deporte. Estudios recientes muestran que la actividad física es un factor esencial del equilibrio psíquico. Permite liberar las endorfinas, sustancias similares a la morfina, que proporcionan una sensación de bienestar y abaten la fatiga, lo que influye en una mejor apariencia.

● ● ● PARA SABER MÁS

> Practique una respiración profunda y fluida, de acuerdo con el ritmo de los ejercicios: inhale antes de comenzar y exhale durante el esfuerzo, sin ningún tiempo de apnea entre las dos.

> Beba entre un cuarto y medio litro de agua al terminar la sesión para facilitar la eliminación del ácido láctico acumulado por el esfuerzo muscular.

Por lo demás, el esfuerzo constante mejora la circulación sanguínea y tonifica la masa muscular, activando la regeneración de las células cutáneas para devolver el tono al óvalo de la cara.

Deportes a la carta

No escoja cualquier actividad. Si desea estar más bella, más firme y más radiante, es necesario que el deporte sea una fuente de placer. ¡Evite las sesiones de culturismo en aparatos si prefiere nadar en agua tibia! Para iluminar la tez, no hay como las actividades al aire libre: la respiración acelera la oxigenación de la epidermis y la eliminación de las células muertas.

También puede optar por las gimnasias suaves y energéticas (estiramiento, yoga, tai chi, qi gong…) que despejan las tensiones y liberan energía. Son excelentes para el cutis.

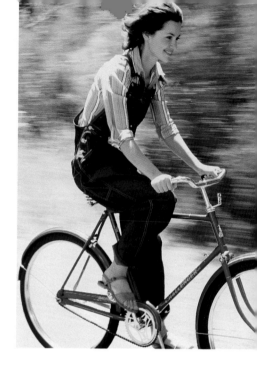

> **Nunca fuerce el ejercicio; si un movimiento provoca dolor, es porque su organismo no lo soporta. Así evitará posibles inflamaciones.**

 EN POCAS PALABRAS

* El deporte, requisito clave para llenarse de vitalidad, mejora el ánimo, el físico y el aspecto de la piel a la vez.

* Una actividad regular permite una mejor oxigenación de la epidermis y activa la circulación sanguínea.

* Para que un deporte le ayude a verse bien, primero tiene que ser de su agrado.

18

¡expulse el estrés!

Es difícil evitar el estrés en un mundo donde

las presiones no cesan de acumularse.

Sin embargo, es posible decirle "no".

El estrés no tiene por qué afectar su piel.

Existen mil y una recetas para conservar la calma,

la serenidad, y preservar la belleza interior.

El papel de la relajación

¿Está tensa, estresada y se siente rebasada por los sucesos? El estrés puede leerse claramente en su rostro. Para recuperar un buen semblante, hay que aprender a relajarse. Verdadero arte de vivir, la relajación primero enseña a dominar el tono muscular. Las contracturas y otras tensiones inútiles originan problemas tan diversos como dolor de espalda, acidez, insomnio… Por no hablar de las ideas

●●● PARA SABER MÁS

> Déjese llevar por el placer en un baño zen, con aceites esenciales antiestrés: benjuí, sándalo, lavanda y neroli.

> Vuelva al mar con una mascarilla azul relajante para los ojos. Aplíquesela cuando aparezca el estrés.

> Recupérese con un masaje rápido con "pomada del tigre". Este célebre ungüento chino está compuesto de alcanfor, mentol y eucalipto, una mezcla agradable y relajante a la vez.

negras que se acumulan como nubarrones y aniquilan cualquier sonrisa. El resultado: una apariencia gris. Ha llegado el momento de relajarse.

Aprenda a relajarse

Existen diversas técnicas de relajación. Una de las más simples es la autorrelajación. Sola, acostada en la penumbra, con los ojos cerrados, respire inflando el vientre. Sienta su cuerpo distenderse al cabo de inspiraciones sucesivas. Dígase mentalmente: "Estoy completamente tranquila". Sienta su cuerpo pesado, caliente, frío, acompañando cada sensación con una frase pronunciada mentalmente.

Con un poco de práctica, el simple hecho de evocar una de estas frases bastará para provocar la distensión, sin importar dónde o en qué situación.

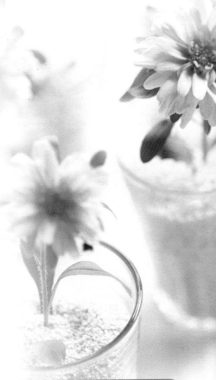

> **Consienta a sus neuronas.** Instale en su apartamento una fuente para disfrutar los suaves chapoteos de agua, tranquilizantes para el espíritu.

 EN POCAS PALABRAS

* Para liberar al cuerpo de sus tensiones y evitar una apariencia gris, practique el autorrelajamiento.

* Adopte una respiración ventral, clave de la relajación.

* Utilice mascarillas relajantes que descansen la mirada.

19

inhale, exhale...

Ocultar la mala cara es fácil, pero es más eficaz oxigenar la piel respirando a todo pulmón. Aproveche las oportunidades para caminar en el bosque o cantar: son actividades que requieren de una respiración suave.

Camine por el bosque

Las caminatas por el bosque actúan como verdaderos tratamientos de belleza y son antídotos contra la atmósfera citadina que daña su piel. Influyen particularmente en una función esencial del organismo: la respiración. La caminata aumenta el volumen de aire inspirado de 20 a 30%, de ahí esa sensación de "revivir" entre los que la practican. Por lo demás, el oxígeno del follaje es muy rico en iones negativos que

●●● PARA SABER MÁS ——————

> Para aprovechar los beneficios de la respiración cantando, intente visualizar el aire y el sonido cuando suben a lo largo de la columna vertebral. Este masaje sonoro procura una sensación de bienestar e ilumina la piel.

> Para adoptar una respiración abdominal más fácilmente, intente sentir el aire que entra y sale de sus fosas nasales. Luego intente seguir su progresión en el interior de sus cavidades olfativas.

favorecen la dilatación de los vasos sanguíneos, mejoran la oxigenación de los tejidos y combaten el estrés. Es un excelente remedio para mejorar su semblante.

Cante para su piel

Comenzar el día cantando es excelente, tanto para el ánimo como para la piel. Cuando cantamos, es necesario adoptar una respiración ventral, la más profunda y eficaz para calmar las tensiones. Esta respiración asegura también una mejor oxigenación de la piel. Para mantener una nota hace falta aliento. Por eso, incluso tararear requiere una verdadera respiración profunda que revitalice el conjunto de su organismo. Por lo demás, cantar estimula ligeramente los músculos y hace trabajar el conjunto de la zona facial. Un excelente ejercicio para conservar la juventud y la elasticidad de la piel.

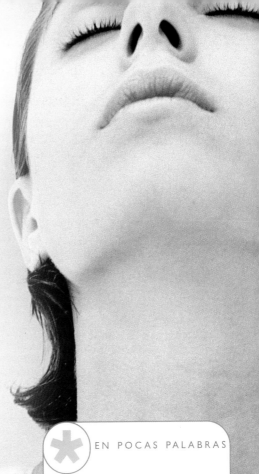

> El aire inspirado debe inflar su abdomen. Cuando exhale, levante el diafragma y meta el estómago para expulsar el aire de su cuerpo.

EN POCAS PALABRAS

* Ilumine su tez con caminatas regulares en el bosque o en un parque.

* Cante para hacer trabajar el conjunto de los músculos de su rostro.

* Oxigene su piel mediante la respiración abdominal.

20 piense positivamente

Hoy en día, el buen humor se luce sin vergüenza. Sonreír se ha vuelto el nuevo rito cosmético, los perfumes del buen humor refrescan la piel. Hay trucos y ejercicios que ayudan a llenarse de alegría.

Tome partido por la alegría… La risa sigue siendo el mejor antídoto contra las arrugas. Cuando se despierte cansada, es inútil hacer muecas: ya dormirá más la noche siguiente, eso es todo. Para acabar con la expresión sombría camino al trabajo, piense en cuatro cosas capaces de iluminar su jornada: la sonrisa del más pequeño de la familia, las flores de su jardín, las historias de la colega graciosa, el baño de jazmín de la noche…

Elija el perfume según su estado de ánimo: en la actualidad, el cuerpo se perfuma ligeramente, y los olores se escogen en función del humor que provocan. Para evadirse de la monotonía, elija la orquídea o la flor de la mandarina. Para difundir a su alrededor un aura de "cuatro estrellas" opte por la de la naranja. Es bien sabido: ¡las mujeres felices tienen una piel hermosa!

● ● ● PARA SABER MÁS

> Un buen ataque de risa es el mejor remedio para deshacerse del semblante gris. La risa es un ejercicio interior. El corazón late tan rápido como al correr 100 metros. Disminuye la hipertensión, mejora la digestión y garantiza un sueño reparador. ¡No es casualidad que llamemos a la risa "la gran antiarrugas"!

EN POCAS PALABRAS

* Buen talante rima con buen semblante.

* Adopte perfumes que hagan ver la vida color de rosa.

* Llénese de alegría: las mujeres radiantes tienen una piel hermosa.

testimonio

estas son

mis fuentes

de esplendor

"Mis hábitos son más bien básicos: me desmaquillo mañana y noche con un jabón en crema y una crema hidratante. ¡Nunca he experimentado el placer de pasar horas dando masaje a mi piel! De hecho, tengo una profesión muy demandante: soy directora de mercadotecnia de una empresa que tiene muchos contactos con el extranjero, y viajo con frecuencia. Por fortuna, tengo una piel normal que nunca me causa problemas. Para los ojos, utilizo una solución bifásica, perfecta para la máscara (rimel) a prueba de agua. En cuanto a los cuidados matutinos, mis trucos son un vaso de agua grande antes de levantarme, un desayuno equilibrado y ejercicios de respiración. Es bueno para mi salud en general ¡y para mi piel en particular! Tengo la sensación de oxigenar mi epidermis. En caso de cansancio o exceso de trabajo, hago malabares con los suplementos alimenticios para despertar mi piel y mi estado de ánimo. Recientemente descubrí todas las plantas que embellecen, y me dejo embriagar por sus aromas: unas gotas en el baño dejan la piel suave. ¡Pero están reservadas a mis (escasos) ratos de ocio!"

21

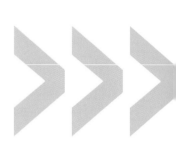

» Su piel a veces está cansada, seca, grasosa... Según su tipo, existen miles de maneras de recuperar rápidamente una buena apariencia. **Basta con armarse de buenos consejos para consentir a su epidermis maltratada.** No lo olvide: ¡usted es única!

»»» Las estaciones marcan el tono. Exfoliar en primavera, preparar la piel para el sol del verano y protegerla del frío en invierno son cuidados indispensables para evitar las molestias.

»»»»» Con el tiempo, la piel manifiesta nuevas necesidades. Por eso se aconseja cuidarla con productos apropiados: protectores, reparadores, antiarrugas... **¡La belleza siempre está al alcance de la mano!**

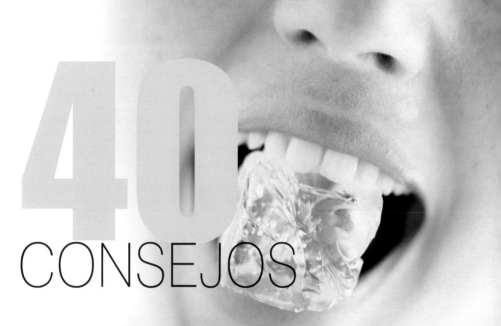

40
CONSEJOS

21

borre el cansancio

Exceso de trabajo, falta de sueño, preocupaciones... El cansancio se lee en el rostro. Para devolver la vitalidad a su piel, existen tratamientos que le proporcionan energía y responden a dos objetivos: activar la microcirculación y aportar vitaminas a la epidermis.

Estimule la microcirculación

Algunas pieles se ven opacas y sin tono. Este cansancio, que los especialistas atribuyen a nuestro modo de vida, es normal. La ciudad, el estrés y el tabaquismo tienen mucho que ver. Para combatir la fatiga, comience por elegir un buen tratamiento exfoliante que limpie las células muertas. Por lo demás, este tratamiento deberá activar la acción de los productos revitalizantes que utilizará enseguida. La produc-

● ● ● P A R A S A B E R M Á S

> Programe una cena entre amigas cuyo menú incluya... ¡un masaje de los pies! Es un ritual agradable que suprime las tensiones y disminuye la fatiga. Entréguese al placer de friccionar y masajear las zonas reflejas. Recuperará el tono de su rostro.

> Pruebe el *patch* : sus activos hidratantes desinflaman, atenúan las ojeras y dejan la piel sedosa.

ción de células de la epidermis se desacelera con el paso de los años; entonces hay que estimularla. La aplicación de una mascarilla revitalizante (con oligoelementos, concentrados marinos, vitaminas A, C, E) una vez por semana basta para devolverle a la piel el tono perdido.

Hágase un tratamiento de cremas nutritivas

La energía de la piel es como la del cuerpo: se mantiene con la ayuda de vitaminas, ácidos grasos, proteínas... Estos nutrientes penetran en la epidermis, y luego en la dermis, donde activan la circulación sanguínea. Los vasos capilares, responsables de la circulación de la piel, son innumerables. Por lo general, los cuidados superficiales no bastan para estimularlos. Tampoco las medidas internas. Sólo quedan los cuidados externos más profundos, como las cremas nutritivas.

> Elimine de su alimentación las harinas refinadas, los dulces, las grasas dañinas y los productos lácteos en exceso. Algunos alimentos liberan demasiadas toxinas y absorben su energía. ¡El aspecto de su piel lo resiente!

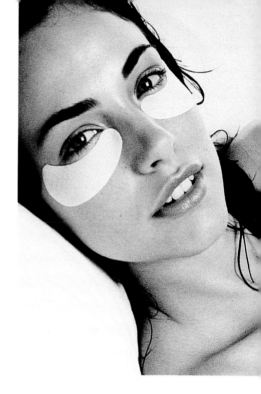

 EN POCAS PALABRAS

* Cuidarse con productos vitaminados garantiza un buen tono.

* Piense en "borrar" el cansancio de sus facciones mediante cuidados exfoliantes.

* Tome fuerzas de su plato al suprimir los alimentos tóxicos.

22

alivie las
irritaciones

Cuando la piel es sensible, el simple contacto con el agua provoca una irritación. Sin ser del todo alérgica, la epidermis es muy reactiva. La única solución es observar muy de cerca la piel para determinar sus necesidades, ¡y actuar en consecuencia!

Reconocer una piel sensible

Las pieles sensibles pican, se irritan, se enrojecen a la menor provocación… A veces, se despellejan. Hay que considerar estas sensaciones incómodas como señales de alarma. En efecto, junto con la de las manos, la piel de la cara es la única que está en contacto directo con el aire todo el tiempo. A la vez frágil y resistente, reacciona más o menos bien a los elementos. Algunos factores como las variaciones climáticas o la contaminación pueden alterar su eficacia como barrera protectora. Por fortuna, existen cuidados específicos para las pieles sensibles. Su objetivo es doble: calmar la irritación y proteger de las agresiones. Es mejor pedir consejo a un especialista en la farmacia o a un dermatólogo antes de escogerlos.

Restablecer el bienestar cutáneo

Opte por productos que ofrezcan fórmulas cosméticas simples y un mínimo de ingredientes con un máximo de eficacia. También se recomienda usar la misma crema en la mañana y en la noche para reducir los riesgos de intolerancia. La avena y el aceite de las semillas de uva son los ingredientes naturales más empleados para calmar la irritación.

Usted mejor que nadie debe limpiar su rostro sin agredirlo. Evite enjuagarse con agua, pues ésta puede provocar irritaciones, sobre todo si es caliza.

El azuleno es un hidrocarburo líquido de color azul que contiene aceite esencial de flores de la manzanilla. Por sus propiedades antiinflamatorias, antialérgicas y reparadoras de los tejidos deteriorados, está indicado para el tratamiento de hipersensibilidades.

Si una infusión de flores de manzanilla se deja reposar por un día a temperatura ambiente, el agua se teñirá de color verde-azulado. La capa de grasa que aparece en la superficie del agua es el aceite que contiene el azuleno.

Si usted tiene la piel reseca, necesita hidratación.

Así evitará las sensaciones de incomodidad

y obtendrá una deliciosa suavidad cutánea.

23
acabe
con la
resequedad

Cómo reparar la piel reseca

Muy sensible al frío y al viento, la piel reseca reacciona mal a los ambientes agresivos (frío, viento, calor). Tiende a despellejarse e incluso a plegarse formando pequeñas arrugas superficiales. Debe hidratarla constantemente.

Sin embargo, existe una diferencia entre una piel deshidratada y una piel reseca; la primera simplemente tiene sed; la segunda exige, además, productos que enriquezcan el estrato córneo delgado.

●●● PARA SABER MÁS ────────

> Vuelva a las recetas de antaño para asegurar una buena hidratación: el iris tiene fama de favorecer el equilibrio hidrolipídico de la epidermis. Contiene sustancias que se fusionan a la estructura viva de la epidermis.

> Beber un litro y medio de agua al día permite mantener el grado de hidratación de las células. Esto es indispensable para su buen funcionamiento celular, incluyendo el de la piel.

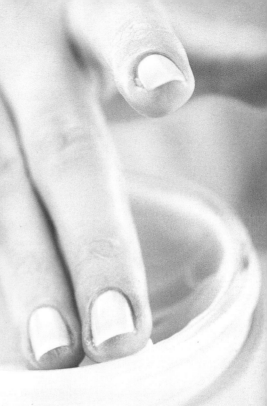

Si la sensación de incomodidad persiste, hay que actuar antes de que aparezcan las irritaciones, que se manifiestan como pequeñas manchas rosas. Su objetivo de belleza consiste entonces en devolverle el tono a los lípidos del estrato córneo.

Hidratar sin agredir

Los dermatólogos están de acuerdo: hay que desmaquillarse en función del tipo de piel. Las pieles secas y sensibles deben limpiarse sin dañar la capa protectora de la epidermis. De hecho, los desmaquillantes a base de agua no están hechos para usted. Opte mejor por las leches (cremas líquidas), que enjuagará con agua floral. Escoja bien su crema: debe ser rica en sustancias reparadoras como las ceramidas, que frenan la evaporación del agua de la superficie y equilibran su piel.

 EN POCAS PALABRAS

> Aumente los efectos hidratantes con el aceite esencial de angélica, que puede agregarle a sus cremas de día y de noche (dos gotas por una porción de crema del tamaño de una avellana).

* No emplee desmaquillantes a base de agua.

* Opte por cremas con ceramidas.

* Considere el uso del iris y del aceite esencial de angélica.

25

equilibre la piel mixta

No todas nacimos con una piel satinada. Son frecuentes los rostros con las mejillas secas y con la zona "T" grasosa. Éstas son señales de una piel mixta, que debe cuidarse de manera específica.

Identifique la piel mixta

A menudo áspera y sensible en las mejillas, parece emparentarse con las pieles resecas. Sin embargo, resulta ser de naturaleza completamente diferente en la frente, la nariz y el mentón. Esta zona denominada *zona T*, suele brillar y exige la misma atención que una piel grasa: ¡Un verdadero rompecabezas!

● ● ● PARA SABER MÁS

> Aplíquese una mascarilla de arcilla absorbente en las zonas más grasas, y multiplique los cuidados hidratantes en el resto del rostro.

> Aplique sobre su rostro aceite de borraja: este aceite vegetal regula el exceso de sebo al tiempo que hidrata profundamente las zonas resecas.

Adopte cuidados esenciales

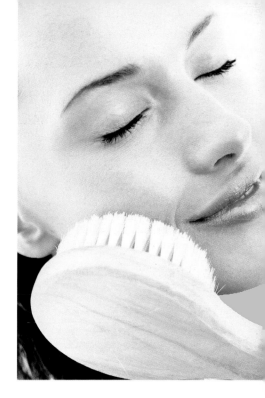

Conviene evitar el "sobrecalentamiento" de las zonas grasas y la irritación de las sensibles. Elija un desmaquillante suave para no acentuar los desequilibrios. Los desmaquillantes en crema que se enjuagan con agua tibia dejan sobre la epidermis un velo protector que aporta una sensación de bienestar. Aplique una crema de día muy hidratante en el conjunto del rostro. Absorba el exceso (frente, nariz, barbilla) con un pañuelo para desmaquillar. Asimismo, existen cremas concebidas especialmente para las pieles mixtas, que alivian la resequedad de las mejillas y eliminan las imperfecciones de la zona "T". Un último consejo: use un polvo mate que no reseque para conservar una tez de durazno todo el día.

> Igualmente, puede seguir un tratamiento de aceite de borraja como complemento alimenticio.

 EN POCAS PALABRAS

* Suprima los jabones agresivos y sustitúyalos por un desmaquillante en crema.

* Elimine el exceso de crema en las zonas grasosas.

* Hidrate las zonas resecas.

* Use aceite de borraja.

26 protéjase de la contaminación

Su piel sufre a causa de la contaminación, sobre todo en medios urbanos. Para conservar su resplandor, opte por tratamientos que desintoxiquen. Hoy en día existen productos que estimulan las defensas de la epidermis.

Los efectos de la contaminación: en el medio urbano, la barrera cutánea se altera: las micropartículas contaminantes suspendidas en el aire son fuertes oxidantes. Expuestas a los gases y otros humos, sus células viven a un paso más lento y elaboran un colágeno de mala calidad. Consecuencia: la piel pierde vitalidad, firmeza y envejece prematuramente. De ahí la importancia de aplicarse tratamientos desintoxicantes.

Ponga una barrera a la contaminación: Las investigaciones sobre sustancias antioxidantes están muy desarrolladas. Después de las vitaminas A y C, la vitamina D3 estimula las defensas de la epidermis. Lo ideal es elegir las cremas llamadas "protectoras" que ayudan a la piel a resistir las agresiones del ambiente y estimulan la producción de colágeno. En la lucha contra la contaminación, la limpieza nocturna del maquillaje es un rito fundamental.

● ● ● PARA SABER MÁS

> **Considere el uso de las algas. Acostumbradas a tolerar los numerosos agresores del medio marino, los microorganismos que contienen desarrollan una gran capacidad de autoprotección y regeneración. En forma de aguas o cremas protectoras, acceda a los atractivos de la belleza marina.**

 EN POCAS PALABRAS

✳ Aplíquese una crema antirradicales que la proteja de la contaminación.

✳ Apuéstele a las vitaminas A, C y D3.

27 vuélvase zen

El estrés es un temible enemigo de la belleza. Más allá de la indispensable relajación, regálese de vez en cuando una pausa de calma y serenidad que relaje sus facciones: Algo para liberar el espíritu y el cuerpo.

¡Su piel es emotiva! Durante mucho tiempo creímos que la piel no era más que una cubierta que servía de barrera entre el organismo y el mundo exterior. ¡No señor! ¡La piel y el cerebro están en constante interconexión! La serenidad garantiza una piel de terciopelo.

Descubra el baño japonés: consienta su cuerpo a la japonesa. En el Imperio del Sol Naciente, el baño es un verdadero ritual de reposo y belleza. Tómelo de preferencia muy caliente (38 °C a temperatura constante), añadiéndole sales o pastillas efervescentes perfumadas. Tome en cuenta el cedro, que evoca el olor de las bañeras de madera tradicionales.

Juegue a las geishas con mascarillas de caolín (arcilla blanca) que purifican el cutis. Déjese seducir por las cremas a base de té verde japonés, que calman la piel, o de ginkgo biloba, que la dejan sedosa.

● ● ● PARA SABER MÁS

> Los inciensos influyen en nuestro comportamiento de una manera sutil. No dude en quemar una varita de sándalo (para tranquilizar el espíritu) o de pino (para relajarse durante todo el día): doce minutos de combustión bastan para relajarse y recuperarse.

EN POCAS PALABRAS

* La serenidad brinda resplandor al rostro.

* Adopte los rituales de belleza japoneses.

* Los baños, inciensos y masajes orientales tranquilizan hasta a las mujeres más estresadas.

61

28

prevenga el envejecimiento

Día a día, nuestra piel se somete a procesos de renovación celular. Los años pasan, la piel pierde brillo y suavidad; aparecen las arrugas. Para conservar su belleza, existen estrategias contra el envejecimiento propias para cada edad.

La prevención

Debe prevenirse la aparición de arrugas cuidándose la piel desde los 16 años. Para tener un buen comienzo, lo ideal es acostumbrarse desde la adolescencia al ritual de limpieza cotidiano y a un producto hidratante de día. Las primeras arrugas aparecen más rápidamente en las pieles resecas. No cabe duda de que hidratar aumenta nuestra resistencia al tiempo.

● ● ● PARA SABER MÁS

> La piel no escapa de los procesos de envejecimiento natural de las células. Con los años, primero pierde su contenido de colágeno (que cohesiona las células cutáneas), y se vuelve menos elástica. Por otro lado, los contaminantes atmosféricos, el tabaco, el estrés, el sol… alteran el estado general de la piel al aumentar la producción de radicales libres, aceleradores del envejecimiento.

> Las primeras arrugas aparecen entre las cejas antes de los 30 años, debajo de los ojos entre los 30 y los 40. Por último, las famosas "patas de gallo" se esbozan a partir de los 40.

Esta estrategia será aún más eficaz si, antes de la aplicación de la crema, damos un masaje que estimule la circulación. Los productos antiarrugas son eficientes, pero debe cambiarlos regularmente al cabo de los años.

Estrategias antiarrugas

De los 25 a los 30 años: hidrate. Basta con aplicar una crema hidratante mañana y noche. Alterne con un producto a base de ácidos frutales que le dé brillo. Retrase la aparición de las arrugas reforzando los cuidados alrededor de los ojos.
De los 30 a los 40 años: estimule las células. En esta etapa de la vida, la piel ya necesita fórmulas antienvejecimiento y texturas más suaves. Alterne con tratamientos antifatiga (vitaminas y oligoelementos). Elija un producto para el contorno de los ojos un poco más consistente.
De los 40 a los 50 años: evite la flacidez de los músculos faciales. La piel elabora menos colágeno y todas las cremas que dan firmeza (algas y ceramidas) son aconsejables. Vuélquese también sobre los sueros y otros reafirmantes de la piel.
Después de los 50 años: existen cuidados concebidos para el periodo de la menopausia, perfectamente adaptados a las modificaciones hormonales.

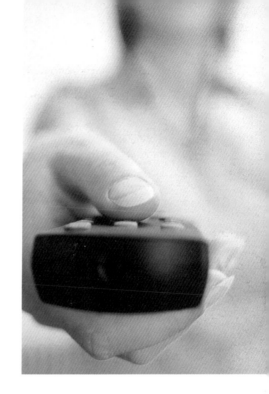

EN POCAS PALABRAS

* Adopte una actitud preventiva desde los 16 años.

* Cada edad requiere cuidados antienvejecimiento.

* Proteja su piel de los radicales libres (tabaco, sol, contaminación), factores de envejecimiento prematuro.

29

aliados contra el tiempo

Su fecha de nacimiento no tiene importancia: ¡la belleza no se desvanece con la aparición de las líneas de expresión! A usted le corresponde conservarla mediante una rutina suave para la epidermis. Algunos productos pueden también ayudarla a recuperar la juventud.

Lleve una vida saludable

Hay muchas maneras de administrar su capital de juventud. Primero, evite acumular los factores que favorecen el envejecimiento celular y ocasionan la aparición de arrugas y el relajamiento del óvalo de la cara. El exceso de sol, la contaminación y el estrés afectan considerablemente la epidermis. En cuanto a las arrugas, una vida sana constituye un excelente escudo contra el envejecimiento: descanso, una

● ● ● PARA SABER MÁS

> Encontrará en su farmacia productos a base de plantas que previenen el envejecimiento: el aceite de jojoba, por ejemplo, aporta ácidos grasos insaturados que nutren la epidermis (en cápsulas, en tratamientos renovables de un mes).

> Las vitaminas constituyen también buenas aliadas antiarrugas: dé prioridad a las vitaminas A, C, E. Escójalas de preferencia naturales, para tomarlas en tratamientos de un mes, renovables. ¡No olvide comer regularmente frutas y verduras frescas!

alimentación equilibrada y agua en abundancia pueden ser sus mejores recursos.

Zoom al retinol

Estrella antiarrugas por excelencia, el retinol es la forma alcohólica de la vitamina A. Este elemento clave de la estructura cutánea mejora la hidratación y devuelve a la piel su suavidad y elasticidad. Hoy en día, muchas cremas y sueros lo han incluido en sus fórmulas. Combinado con ácidos de frutas, puede utilizarlo para un efecto de *lifting* que resalte su belleza. Algunas cremas contienen retinaldehído, una molécula que ayuda a las células a secretar más retinol natural. Para un efecto óptimo, se aconseja hacerse tratamientos de uno o dos meses.

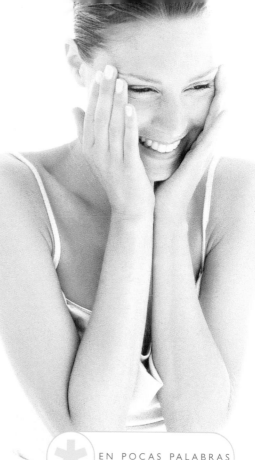

> El efecto *lift*: experimente con sueros que tengan tensores obtenidos de plantas, los cuales se aplican con un masaje por la noche. Los tratamientos son de una semana.

✳ EN POCAS PALABRAS

✳ Mantenga el brillo de su piel mediante una vida equilibrada.

✳ Active la renovación celular de su piel con retinol.

✳ Abastézcase de vitaminas.

Es bueno, de vez en cuando, purificar la piel a profundidad para que recupere su luminosidad. Más allá del maquillaje cotidiano, existen cuidados específicos que permiten eliminar las células muertas y dejan la piel impecable.

30

recupere la luminosidad de su piel

Elimine las impurezas

La tez se altera con cualquier cosa. Un poco de cansancio, una atmósfera contaminada, y de inmediato la piel lo resiente. Hay ciertos trucos que debe conocer para lucir una piel impecable. El objetivo es eliminar las células muertas para que las cremas nutran mejor a las células nuevas. Puede recurrir a los desincrustantes (ácido marino natural, *peeling* de ácidos de frutas…). También puede intentar un

●●● PARA SABER MÁS ——

> Las fórmulas multivitaminadas hacen maravillas para recuperar una tez de jovencita. Los cocteles de vitaminas A, C y E en soluciones o cápsulas forman parte de los clásicos.

> Además se ha reconocido la eficacia de la vitamina K en la cosmetología. Mejora por mucho la hidratación de los tejidos cutáneos, acelera la eliminación de los desechos y aumenta la cantidad de nutrientes aportados a las células.

método ancestral, el más natural que existe: la vaporización facial.

Pruebe la vaporización facial

La vaporización constituye un buen medio para limpiar la piel a profundidad, pues el vapor dilata los poros suavemente y aclara la tez al eliminar toxinas.

• Vierta un litro de agua hirviendo en un tazón. Agregue tres gotas de aceite esencial (bergamota o limón para las pieles grasas, manzanilla o neroli para las pieles sensibles, sándalo o romero contra las arrugas).

• Siéntese frente al recipiente de modo que pueda inclinarse cómodamente.

• Cubra su cabeza y el recipiente con una toalla. Permanezca así durante 10 minutos.

• Rocíe su cara con agua fresca (en atomizador) para cerrar los poros.

• Séquese delicadamente, sin frotar: apliquese una crema hidratante y nutritiva. Su piel recuperará luminosidad y lucirá resplandeciente.

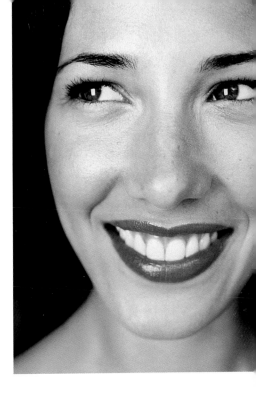

 EN POCAS PALABRAS

* Elimine las células muertas y descubra su nueva piel.

* Para una limpieza más profunda, hágase una vaporización facial.

* Estimule las células para borrar el cansancio.

31

manténgase radiante durante la regla

Todas lo hemos notado: el ciclo menstrual tiene efectos tanto en la piel como en el humor. Rasgos ajados, piel grasa... los cuidados habituales no sirven de nada. Sin embargo, es posible pasar por la regla sin perder la belleza.

¿Dijo usted hormonas?

Durante el periodo de la menstruación, su cuerpo pierde energía física y psíquica: el cansancio, las depresiones, las molestias están a flor de piel. Estos síntomas se deben a un desequilibrio hormonal. El cuerpo se prepara durante todo el ciclo para un posible embarazo: los estrógenos predominan durante las dos primeras semanas, la progesterona en el transcurso de las dos siguientes. Los pocos días que marcan la transición de una etapa a la otra son los más delicados para la piel: se trata de la mitad del ciclo y del periodo de la regla. Es el momento de redoblar cuidados.

Considere el uso de plantas

• **Si la piel se siente tirante** en las mejillas y en el contorno de los ojos, aplíquese una mascarilla hidratante para humectar la piel y retener el agua en la superficie.

• **Si su nariz brilla,** aplíquese una mascarilla absorbente de arcilla.

• **Si tiene granitos,** cúbralos con aceite esencial de lavanda; utilice un hisopo de algodón. Es uno de los pocos aceites que pueden usarse puros sobre la piel sin ningún riesgo. Es desinfectante y astringente.

• **Beba infusiones** que ayuden a su organismo a pasar por este trance hormonal: hinojo, salvia, manzanilla.

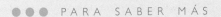

●●● PARA SABER MÁS

> La regla a menudo desata una irritación latente que acentúa las ojeras y desentona el cutis. Para evitarlo, relájese. Acuéstese cómodamente con los hombros relajados y la cabeza alineada con la columna vertebral. Cierre los ojos. Concéntrese en la respiración: llene el vientre cuando inhale, y después exhale a fondo. Repita mentalmente la frase siguiente: "Acepto las transformaciones de mi cuerpo y puedo atenuar sus efectos desagradables".

EN POCAS PALABRAS

∗ Las alteraciones hormonales que acompañan al periodo menstrual alteran el equilibrio de la piel.

∗ Considere el uso de aceites esenciales para los granos y las infusiones para el cutis.

32

consienta el contorno de sus ojos

Párpados pesados, ojeras, arrugas... el contorno de los ojos a menudo revela los primeros signos de la edad. La piel de esa zona es extremadamente fina, de ahí su fragilidad. Para borrar los rastros del tiempo, combine los tratamientos con una vida saludable.

Cuidado con los ojos

Hay problemas muy específicos que amenazan el contorno del ojo. Las bolsas, depósitos grasos o inflamaciones, suelen acentuarse por la noche. El envejecimiento también juega su papel, pues provoca la relajación de los tejidos y la desaceleración de la microcirculación.

Para cuidar día tras día esta delicada parte del rostro, comience por dejar de fumar. El cigarro acelera la pérdida de colágeno.

●●● PARA SABER MÁS ──────────

> Existen algunas "recetas de la abuela" para descongestionar en instantes los ojos hinchados.

> Póngase bolsas heladas de té sobre los párpados. El contorno del ojo es muy receptivo al té verde; contiene sustancias protectoras y descongestionantes para la epidermis delgada y frágil.

Duerma lo suficiente: aún no se ha encontrado nada mejor para reanimar los ojos. Por último, recuerde beber un vaso grande de agua al acostarse y al levantarse. Esta medida favorece la eliminación de toxinas que saturan los párpados al estar acostada.

Descongestiónese

Para evitar para siempre la hinchazón de los ojos al levantarse, rocíe durante por lo menos 30 segundos agua termal sobre su rostro. Las investigaciones han demostrado su efecto calmante en el contorno de los ojos. Los antifaces fríos (que se guardan en el frigorífico) también refrescan los ojos. Estos trucos se adaptan a diversas situaciones: lágrimas a la menor provocación, ojos rojos…
Por último, puede utilizar un suero reafirmante, así como colirios azules (de venta en farmacias) que tienen la ventaja de eliminar el exceso de agua.

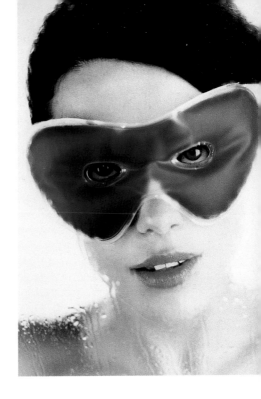

> **Opte por agua floral de aciano o pincel. Tiene un efecto calmante en los párpados irritados gracias a sus propiedades astringentes y antiinflamatorias.**

 EN POCAS PALABRAS

* El contorno de los ojos es una zona particularmente delicada, sobre todo a causa de la finura de la piel.

* Deje de fumar, rocíe sus ojos con agua termal al despertarse, hágase compresas con bolsas de té heladas.

33

Cuando la primavera se acerca,
la piel reclama una atención especial
al término del invierno. ¡Vamos, a limpiar!
Es el momento de cambiar de piel mediante
un tratamiento para eliminar toxinas.

¡desintoxíquese en primavera!

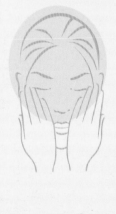
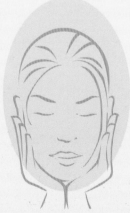

Limpiar el organismo

La piel necesita un tratamiento desintoxicante en primavera. Es difícil lucir una tez brillante si su cuerpo está lleno de toxinas: ácido úrico, ácido láctico… Para recuperar energía y belleza hay que limpiar el organismo. El masaje de drenaje consiste en estimular el trabajo de los órganos excretores: hígado, intestinos, riñones, pulmones y piel. Las soluciones más eficaces son las más naturales: plantas, jugos de frutas y verduras… El hinojo, la filipéndula ulmaria (reina de los prados) y la flor de jamaica ayudan a los riñones a eliminar agua; el rábano negro y la alcachofa ayudan al hígado; la malva y el mucílago estimulan la función de los intestinos; la bardana purifica la piel.

Los beneficios del masaje de drenaje

Hágase un masaje de drenaje en la cara. Desmaquíllese minuciosamente, luego ejerza presiones circulares sobre la piel, lentas y regulares, según las siguientes indicaciones:

• **las mejillas:** ponga las manos sobre sus mejillas dejando la nariz afuera. Mantenga esta postura de 10 a 15 segundos.

• **el mentón y el óvalo de la cara:** coloque su mentón entre ambas manos, las cuales deben permanecer juntas al nivel de las muñecas, enmarcando el óvalo. Mantenga esta postura de 10 a 15 segundos.

• **el contorno de las orejas:** ponga las manos al nivel de las orejas. Mantenga esta postura 10 segundos.

Esta técnica relaja los rasgos y deja la piel lisa y mucho más fresca. Para un masaje de drenaje completo, haga una cita en un instituto de belleza.

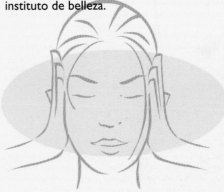

● ● ● PARA SABER MÁS

> Para desintoxicar su cuerpo, pruebe la leche de arcilla. Durante dos semanas, beba cada mañana un vaso de agua en el que habrá dejado reposar toda la noche una cucharada de arcilla. Escójala de buena calidad y utilice agua ligeramente mineralizada. Si se atreve, mueva el líquido antes de beberlo con una cuchara de madera, para beber la arcilla al mismo tiempo que el agua; es más eficaz. Si no, beba solamente el agua. La arcilla capta las impurezas y le ayuda a eliminarlas.

EN POCAS PALABRAS

✳ Es bueno drenar el organismo en primavera.

✳ Hágase un tratamiento a base de plantas para ayudar a su organismo a eliminar las toxinas.

✳ Realice una serie de drenajes linfáticos sobre su rostro.

34 de cara al sol

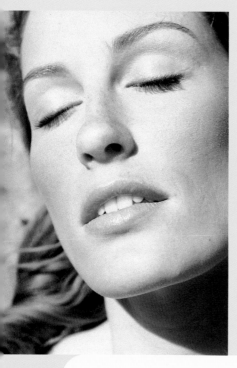

Verdadera estrella del buen semblante, el sol es a la vez el enemigo número uno de nuestra piel y fuente de vida. Hay que aprender a asolearse para aprovechar sus beneficios sin riesgo. Un buen bronceado se prepara con tiempo.

> Antes de una larga exposición al sol, hágase una cura de "cola de caballo", una planta muy rica en minerales, en especial el silicio, un componente esencial de los tejidos cutáneos. Utilícela en cápsulas o infusiones.

●●●● PARA SABER MÁS

> También puede preparar su piel con plantas:

Nuestro protector solar

No todos somos iguales frente al sol. Desde que nacemos contamos con un "protector solar natural" que corresponde a nuestro tipo de piel. ¿Tiene usted el cabello y los ojos oscuros y la piel morena? Su filtro solar natural es más importante que el de una rubia de ojos azules y piel clara. De una exposición a la otra, este filtro se reduce y la piel se vuelve más sensible al sol. Para protegerse de sus rayos, la epidermis fabrica melanina, responsable del bronceado. Algunas personas la producen más que otras, más rápidamente o de mejor calidad: su piel es menos vulnerable. Para prepararse para el sol hay que estimular la producción de melanina.

Tirosina y vitaminas

Algunos productos contienen sustancias naturales, como la tirosina, que estimula la producción de melanina. Puede aplicarse estas cremas unos diez días antes de exponerse al sol; luego, eche mano de las vitaminas. El trío de vitaminas antioxidantes (A, C y E) forma un escudo contra la producción de radicales libres de los rayos solares. Bien alimentada, su piel se protegerá mejor. Si no come suficientes verduras, frutas y nueces durante el año, hágase una cura de complementos alimenticios un mes antes de su exposición solar.

Por último, el betacaroteno pigmenta ligeramente la piel y la prepara para recibir los rayos solares sin dañarla.

EN POCAS PALABRAS

* Prepare su piel en función de su color.

* Estimule la producción de melanina con un producto que contenga tirosina.

* Llénese de vitaminas antioxidantes y de betacaroteno.

* Hágase una cura de "cola de caballo" y romero antes de exponerse al sol.

> El romero es un antioxidante muy eficaz que previene la oxidación de los ácidos grasos de la piel, responsables de su descamación.

35

elabore un protector solar

Todos los días hay algo nuevo bajo el sol.

Los investigadores han estudiado los mecanismos naturales del bronceado y el efecto de los rayos ultravioleta sobre la piel. Con eso es suficiente para crear una estrategia de bronceado segura.

Alejarse de los rayos UV

El sol difunde dos tipos de rayos que interesan a nuestra piel: los infrarrojos, que provocan quemaduras en la piel, y los ultravioleta, que penetran la barrera cutánea. Los rayos UVB (de una longitud de onda media) activan los melanocitos, las células responsables de la producción de melanina. Así pues, nos broncean de manera lenta, pero segura. Mientras tanto, los UVA (de una longitud de onda más larga) penetran en el núcleo de las células y lo dañan. Nos envejecen prematuramente y a veces son causantes del cáncer en la piel. Ahora bien, ¡no podemos escoger los rayos del sol! Entonces es menester optar por productos capaces de protegernos de unos sin privarnos de los otros.

Índices de alta protección

Según su fórmula, los filtros solares (blo-queadores) disponen de un índice de protección que informa sobre su capaci-dad de filtrar los rayos perjudiciales. Mientras más elevada sea la cifra, mayor será la protección. Después de los pri-meros días de exposición en que todo el mundo debe optar por los índices de protección más elevados, la elección se hace según el tipo de piel.

Las rubias y pelirrojas con pieles blancas no deben descender más allá de 30. Las pieles ligeramente morenas con cabello castaño pueden conformarse con un índice 20 después de una semana de exposición. Las morenas de cabello os-curo pueden escoger, al cabo de tres o cua-tro días, cremas solares con índice 15, incluso 10, a reserva de que se las apliquen con frecuencia.

En todos los casos, los dermatólogos aconsejan no exponerse al sol más que en la mañana, antes de las 13 horas, y en la tarde después de las 17 horas. La acli-matación debe ser progresiva: un cuarto de hora el primer día, al cual se añadirán diez minutos por día hasta llegar a un total de una hora de exposición, o dos para las pieles más resistentes.

● ● ● PARA SABER MÁS

> Para tener éxito en su plan de bronceado, tome las vitaminas de su plato. El verano es la estación ideal para abusar de las frutas y verduras crudas. En la cate-goría de las verduras, elija las alcachofas, berenjenas, apio, brócoli, espinacas… hidratan la piel desde el interior gracias a su riqueza en zinc, silicio y vitamina E. Considere también las frutas y verduras anaranjadas para broncearse fácilmente, gracias a su alto contenido de betacaroteno: melón, chabacanos, duraznos.

EN POCAS PALABRAS

* Para broncearse sin arrugarse, cambie de alimentación.

* Respete los índices de protección.

* Expóngase al sol de manera progresiva, nunca durante las horas de sol intenso.

Un bronceado de calidad perdurable, ¡es un sueño! Para obtenerlo, hay que combinar los cuidados durante la exposición y a su término. Este programa en dos tiempos da resultado.

36

prolongue su bronceado

Mantenga el nivel de hidratación

Las exposiciones prolongadas al sol desatan evidentes alteraciones moleculares que la piel tarda muchos días en reparar. La deshidratación y la producción de colágeno deficiente son algunas de ellas. Como medida de precaución, adopte actitudes correctas durante y después de la exposición, para no lastimar su epidermis y prepararse para un bronceado duradero.

● ● ● PARA SABER MÁS

> Durante el verano, el aire seco y la sal, cuando pasamos las vacaciones en la playa, y el cloro cuando nos bañamos en la piscina, agreden la piel. Suficientes razones para ocuparse de ella tanto desde el interior como desde el exterior.

> Las cápsulas de vitaminas y minerales que preparan para el bronceado también permiten prolongarlo sin dañar la epidermis. Continúe su tratamiento dos o tres semanas después de su regreso de vacaciones.

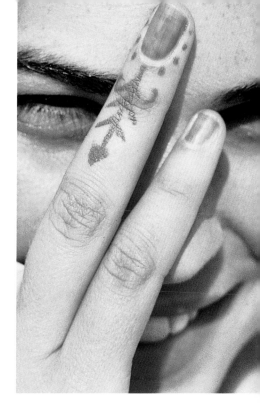

De regreso de la playa, después de una rápida ducha, séquese sin frotar y úntese el cuerpo con una leche cosmética para después del sol. Para el rostro, opte por un cuidado más radical, una ampolleta (ampolla) de suero, por ejemplo.

Evite despellejarse

Para conservar su tez de canela después de las vacaciones, evite descarapelarse, es decir, perder demasiadas células por desecamiento. Una exfoliación ligera la librará de las células muertas y respetará las otras. Su bronceado se atenuará un poco, pero será más uniforme y la textura de su piel será más fina. La frecuencia recomendada: una o dos veces por semana.

Continúe durante varias semanas los cuidados para después del sol para el cuerpo, y los sueros para la cara. Restablecerán progresivamente la pérdida de agua y reestructurarán su epidermis. Su piel quedará más suave y radiante.

No por eso hay que privarse de los beneficios de las cremas ultrahidratantes, reparadoras y antirradicales a la vez. Escoja fórmulas a base de sábila (para las pieles grasas o mixtas) o de karité (para las pieles secas o normales).

EN POCAS PALABRAS

* Para conservar el bronceado, hay que evitar despellejarse.

* Una exfoliación suave aporta uniformidad y prolonga el bronceado.

* Continúe los cuidados después del sol durante varias semanas para prolongar el bronceado.

37 proteja las zonas sensibles

Ciertas zonas son más sensibles al frío que otras, en particular las manos y los labios. Cuídelas de manera particular desde el comienzo del invierno.

Los labios, ¡cuidado: frágil! Por su estructura lipídica tan fina, los labios no contienen sebo. Por eso no tienen protección contra el frío ni la resequedad. Su fragilidad natural (estrato córneo delgado y vascularización importante) no ayuda nada. Para evitar las grietas, la solución es aplicar una crema hidratante y restauradora tan a menudo como sea posible. Las fórmulas con ingredientes naturales hacen maravillas: miel cicatrizante, plantas protectoras, extractos nutritivos de toronja (pomelo).

¡Sus manos necesitan de usted! Sin protección, sus manos padecen el frío directo, además de lo frágiles que están debido al maltrato al que usted las expone (agua, detergentes, etc.). Por eso, debe nutrirlas con crema varias veces al día. Las cremas con silicona, miel o alantoína protegen; aquellas con karité (corozo) o glicerina, nutren. Después de lavarlas, séquelas perfectamente antes de ponerse crema.

● ● ● PARA SABER MÁS

> Deje de hidratar sus labios con la lengua, eso agrava la deshidratación.
> Para reparar los estragos del frío, confíe en su amiga la noche. Antes de acostarse, aplíquese en las manos una generosa capa de crema antes de ponerse unos guantes de algodón.

EN POCAS PALABRAS

✳ Proteja sus labios con una crema de ingredientes naturales.

✳ Póngase crema en las manos varias veces al día.

38 ¡deje de fumar!

El tabaco es nocivo para la salud, todo mundo lo sabe, pero ¡también es un enemigo de la piel! Acelera la aparición de arrugas. Ubicar a sus enemigos es un paso indispensable para combatirlos.

Tabaco y oxígeno: el contenido de oxígeno de la piel disminuye con la edad, así como su suavidad y elasticidad. El cigarrillo no ayuda nada: por el efecto de la nicotina, la epidermis se adelgaza, la elastina se debilita y la piel se deshidrata. Además, los alquitranes del tabaco desencadenan la producción de los radicales libres responsables del envejecimiento.

¡La única solución! No hay medidas intermedias: hay que dejar de fumar. Para ciertos fumadores empedernidos, es más fácil decirlo que hacerlo. Ninguna técnica complementaria para dejar el cigarrillo hará milagros si usted no ha tomado la decisión de dejarlo. Sin embargo, si está lista para probar la experiencia, puede apoyarse con parches, terapia auricular, acupuntura, homeopatía, plantas, psicoterapia, grupos; hay suficientes estímulos si está motivada.

● ● ● PARA SABER MÁS

> Puede ayudar a su piel a respirar con una crema oxigenada que aclare la tez. Estas cremas también son útiles para los no fumadores que vivan en una atmósfera de fumadores, pues el tabaco es doblemente nocivo: por vía interna para los que fuman, ¡y por vía externa para quienes los frecuentan!

EN POCAS PALABRAS

* Deje de fumar: el tabaco asfixia su piel.

* Déjese ayudar: acupuntura, terapia auricular, homeopatía, grupos de apoyo…

* Regálele a su piel una crema oxigenada.

39 ármese contra el frío

Cuando la temperatura desciende, surgen los problemas cutáneos. Cualquiera que sea su tipo de cutis, éste se deshidrata y reseca. El velo protector que lo recubre ya no asegura su función de barrera contra las agresiones... hay que actuar desde las primeras molestias.

● ● ● P A R A   S A B E R   M Á S

> Cualquiera que sea su tipo de piel, olvídese de los desmaquillantes de agua y use mejor leches cosméticas y cremas.

> Para evitar las carencias nutricionales que provocan resequedad y pérdida de elasticidad, llénese de ácidos grasos, esenciales en su alimentación: pescados grasos (salmón, arenque...), aceites vegetales crudos (oliva, soya, maíz, sin freírlos) y frutos secos (almendras, nueces, avellanas...).

La piel y las heladas

A la piel no le gusta la intemperie. El viento, la lluvia y el frío son verdaderos agresores. Los lípidos, que constituyen la barrera de protección del estrato córneo, no se sintetizan tan bien. Por eso hay que tomar en serio la primera señal de irritación. También huya de los cambios bruscos de temperatura. El paso del calor al frío y a la inversa, favorece la dilatación de los pequeños vasos de la cara. El ginkgo biloba (en cápsulas o en crema) hace maravillas para fortalecer la elasticidad de los capilares.

El efecto edredón

La deshidratación sigue siendo la principal lesión que sufre nuestra piel cuando hace frío. Los lípidos del cemento intercelular, que aseguran la cohesión entre las células, se desorganizan. Para asegurar una buena

> Son los constituyentes esenciales de la estructura epidérmica e impiden que la piel se agriete cuando hace frío. También puede consumirlos en cápsulas (un tratamiento de tres semanas como mínimo).
> Para evitar los rosetones, utilice cremas a base de rusco, castaño de Indias, que descongestionan sin agredir.

protección del rostro en invierno, no lo dude: elija cremas para pieles muy secas, incluso *cold creams* que contengan muy poca agua y mucho aceite. Éstas proporcionan activos humectantes a la superficie de la epidermis y dejan una ligera película que frena la deshidratación. En invierno, usted saca sus edredones. ¡Haga lo mismo por su piel! Si no soporta el frío, sobreponga capas: los aceites naturales (jojoba, germen de trigo, etc.) refuerzan el efecto de las cremas protectoras.

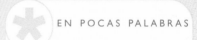

EN POCAS PALABRAS

* En tiempos de mucho frío, escoja cremas para pieles muy secas o *cold creams·*

* No olvide los ácidos grasos esenciales (pescados grasos, aceites crudos y frutos secos).

* El castaño de Indias y el ginkgo biloba borran los enrojecimientos de las pieles reactivas al frío.

40 olvídese de la vejez

Desafíe el paso de los años mediante un masaje manual. Con las técnicas manuales y la alta tecnología, es posible conservar la juventud.

El masaje *lifting*: entre los cuidados destinados a conservar su capital de juventud, el masaje ha demostrado su eficacia. Usted puede regalarse una vez al mes un verdadero masaje *lifting* en un instituto de belleza o hacerse en casa un tratamiento "toque de brillo" durante el baño o después de una mascarilla.

El resplandor en tres tiempos:
• **Frente:** ponga los pulgares en el centro de su frente. Trace círculos hacia las sienes. Repita tres veces. Termine presionando el centro de las sienes.
• **Nariz:** hágase un masaje en la nariz desde el nacimiento de las cejas hasta la punta de la nariz, efectuando pequeños movimientos circulares. Vuelva a comenzar de abajo hacia arriba. Repita seis veces.
• **Boca:** presione suavemente a lo largo del labio inferior con el índice y el dedo medio de cada mano, partiendo del centro. Repita seis veces.

● ● ● PARA SABER MÁS

> **La ionización es una alternativa para verse joven que utiliza mucha tecnología. Es un proceso revolucionario de oxigenación que cumple sus promesas. Se colocan electrodos sobre el rostro después de aplicar un producto que estira el cutis. Luego, se difunde una corriente para asegurar una mejor penetración de los principios activos. Efecto liso garantizado.**

EN POCAS PALABRAS

✳ Confíe en las virtudes del masaje manual.

✳ Aprenda a darse masaje usted misma.

✳ Apueste a la juventud con la ionización en un instituto de belleza.

testimonio

¡soy adepta a las curas de primavera!

"Cada primavera es lo mismo: mi tez se estropea y yo me altero. Para recuperar las mejillas rosadas y una piel lisa, un médico dermatólogo me recomendó ayudar a mi cuerpo a eliminar las toxinas del invierno. Desde fines de marzo, comienzo una cura de plantas que desintoxican: hinojo, ortosifón, rábano negro, bardana… Es radical: mi tez se aclara, mi piel respira mejor. Aprovecho para comer saludablemente: muchas frutas y verduras, frutos secos, pescados grasos, aceites… asimismo, tomo algunos suplementos alimenticios a base de levaduras, para la vitamina B. Como mi trabajo me obliga a estar de pie todo el día (soy edecán en exposiciones profesionales), me acostumbré a practicar el drenaje linfático para mejorar mi circulación. Hace unos meses descubrí el masaje linfático del rostro: ¡es formidable! Me consiento regularmente con una cita en un instituto de belleza, sólo por el placer de sentirme más hermosa. Es muy agradable, tanto que si pudiera ¡volvería cada semana!".

41 >>>

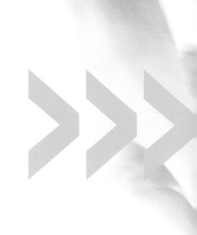

>> Manchas rojas, acné, micosis… ¡su piel a veces le hace la vida de cuadritos! Para terminar con esos problemas intente comprender cuáles son las razones.

>>>> Los problemas de la piel pueden resolverse, siempre y cuando aprenda a controlar la situación. Si reacciona a tiempo, podrá beneficiarse de las bondades de los tratamientos naturales.

>>>>>> Una buena actitud consiste también en reconciliarse consigo misma, pues la piel es el espejo de nuestros estados de ánimo y de nuestras tensiones emocionales. Gránulos homeopáticos, psicoterapia o curas de talasoterapia… Es posible tratar a la vez la mente y la piel. Siga nuestros consejos y no dude en consultar a un especialista si los problemas de su epidermis se vuelven crónicos.

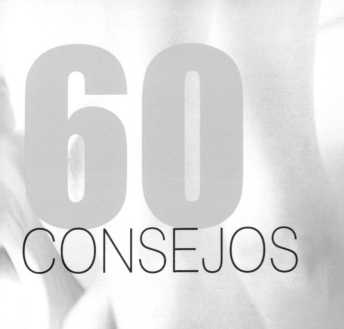

60
CONSEJOS

41

descubra plantas que cicatrizan

Para cicatrizar las heridas, la naturaleza pone a nuestra disposición plantas extraordinarias que reconstituyen y reparan.
Para las cortaduras, las equimosis o las quemaduras superficiales, ¡confíe en ellas!

El árnica: la planta antigolpes

Las flores de árnica* son conocidas ante todo por su acción contra las equimosis (moretones o cardenales) ¿Su frente se golpeó contra una puerta? Recurra al árnica. Por supuesto, puede cubrir su hematoma con una base de maquillaje, pero eso no la desaparecerá más rápido.

*A diferencia del árnica europea, que no debe ingerirse por su toxicidad, el árnica mexicana no presenta ese inconveniente. Ambas son útiles para uso externo.

● ● ● PARA SABER MÁS

> La planta "cola de caballo" se conoce desde hace tiempo porque repara los tejidos cutáneos. Rica en elementos minerales, se distingue por su contenido de silicio, un componente importante para la reconstitución de los tejidos.

> Esta planta es un verdadero estimulante de la síntesis del colágeno, actúa directamente sobre el tejido conjuntivo. Se vende a granel para prepararse en infusiones (30 g por un litro de agua, hierva durante 10 minutos). Beba entre 1/4 y 1/2 litro al día.

El árnica disuelve la concentración de sangre en los tejidos golpeados. Para tratar las contusiones, utilice una cucharada de tintura concentrada de árnica diluida en 9 cucharadas de agua pura, y aplíquela en compresas sobre la parte afectada.

Caléndula: la planta antiarrugas

Las virtudes calmantes y cicatrizantes de la caléndula se conocen desde hace siglos. Esta hermosa planta hace maravillas contra las cortaduras e irritaciones cutáneas. Conviene a las pieles más delicadas, incluso a las de los bebés. El extracto de caléndula contiene alantoína, aminoácidos y betacaroteno… sustancias que aceleran la reconstitución de la epidermis dañada. La tintura concentrada se aplica directamente sobre las heridas (solución de 1/10), en compresas. Existen también cremas suavizantes con caléndula que calman las irritaciones (escozor por afeitarse…) y protegen de las agresiones climáticas (frío, viento, etc.). Por último, para las cicatrices de eccema, se aconseja combinar el aceite de caléndula y el gel de sábila.

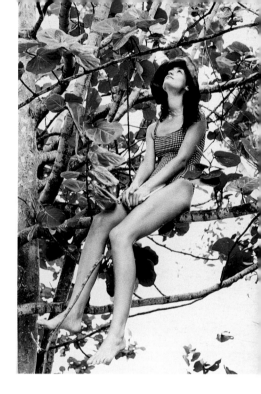

 EN POCAS PALABRAS

* La caléndula es la campeona de la cicatrización. Calma también las pieles irritadas.

* Eficaz en compresas, el árnica es reconocida por su acción sobre las equimosis o cardenales.

* Confíe en las propiedades regeneradoras de la cola de caballo.

42

considere la fumaria

La fumaria es conocida por combatir la pitiriasis. Hace ya mil años, los árabes utilizaban esta planta originaria de África contra las afecciones cutáneas. En infusión o en compresas, ejerce una acción tónica y depuradora.

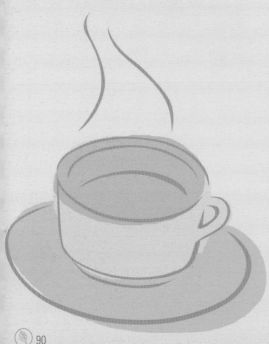

Si le dicen fumaria…

He aquí una planta extraordinaria, dotada de innumerables propiedades. Las virtudes depuradoras de la fumaria se conocen desde hace mucho tiempo, pues las mujeres árabes la utilizaban desde la antigüedad para aclarar su tez. Hoy día recurrimos a ella para combatir la pitiriasis. Esta descamación superficial del estrato córneo aparece con más frecuencia alrededor de la boca, las más de las veces en invierno, a causa del frío. Sin embargo, el estrés y el cansancio también pueden ser causa de este problema. No produce comezón, pero molesta, y a la larga aminora el resplandor de su rostro.

La cura para beber...

Pruebe por vía interna las infusiones de
fumaria durante unos ocho días. Para
ello, utilice las partes aéreas de la planta
(hojas y flores). La dosis recomendada es
de 5 g por taza de agua hirviendo (deje
reposar 10 minutos), beba tres tazas al
día entre comidas.

Siga este tratamiento por un máximo de
8 días. Puede añadir raíz de bardana, cor-
teza de abedul y hojas de nogal para ace-
lerar la curación. Si la pitiriasis persiste,
es mejor consultar a un especialista.

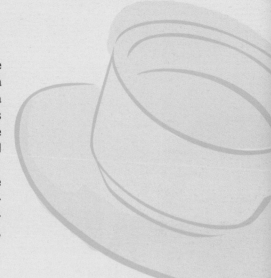

● ● ● PARA SABER MÁS

> La arcilla es excelente para limpiar y remineralizar. Prepárese una leche de
arcilla (*véase* Consejo 33).

> Como tratamiento local, aplique
compresas de aceite de onagra o
de borraja: curan la piel a profundidad.

> Apliquese esta crema "de fase
continua aceitosa": muy efectiva,
es la fórmula más adecuada para
hacer desaparecer la pitiriasis.

EN POCAS PALABRAS

* Las virtudes depuradoras de la fumaria
hacen maravillas contra la descamación.

* El tratamiento: 3 tazas de infusión al
día durante 8 días.

* Siga regularmente un tratamiento
con leche de arcilla.

43 termine con la cuperosis

Las mejillas sonrosadas son bonitas, pero el enrojecimiento permanente del rostro resulta menos agradable. Llega un momento en que el riesgo de cuperosis se hace evidente. Por fortuna, algunos cuidados refuerzan las paredes capilares para darle a la piel una renovada juventud.

los capilares venosos rotos se sitúan en el tejido dérmico profundo. Consulte a un dermatólogo. Sólo la electrocoagulación o el láser son eficaces para hacerla desaparecer.

PARA SABER MÁS

> No espere milagros de ningún producto cosmético si sus manchas rojas tienen mucho tiempo. Es seguramente una eritrosis:

¡Cuidado, frágil!: Capilares rotos

Todo comienza con enrojecimientos difusos que aparecen en las mejillas a la menor emoción. Los rubores pueden ser señales de alerta de la cuperosis rosácea. Usted presenta en efecto una fragilidad capilar debido a una mala circulación sanguínea hacia las venas del rostro. Si no reacciona, los capilares terminarán por reventarse, y dejarán en las mejillas manchas rojas permanentes, más bien feas. Es la llamada *cuperosis rosácea* que afecta la red sanguínea superficial de la dermis.

Su objetivo debe ser limitar las pérdidas de agua de la epidermis y reforzar la elasticidad de los capilares.

Programa antirrojeces

Ante todo, respete la capa hidrolipídica que recubre la piel limpiándola con productos suaves. Se recomiendan las leches desmaquillantes o las cremas.

Evite el agua demasiado caliente; opte por las aspersiones de agua mineral y, sobre todo, siempre séquese la cara meticulosamente.

Proteja sus mejillas con cuidados no irritantes. Las cremas más eficaces a largo plazo son aquellas que contienen extractos vegetales: castaño de Indias, hiedra, viña, ginkgo biloba… Estas plantas refuerzan la solidez de las paredes venosas y mejoran la circulación sanguínea. En la mañana y en la noche, póngase una porción del tamaño de una avellana en la mano y hágase un masaje con movimientos amplios, reactivando bien los tejidos.

> Prevéngase evitando los cambios bruscos de temperatura, así como los deportes de invierno. Suprima el tabaco, los platillos picantes y el alcohol.

EN POCAS PALABRAS

* La cuperosis rosácea se debe a la fragilidad de los vasos capilares del rostro.

* Elija cremas a base de plantas: castaño de Indias, hiedra, viña…

* Si sufre de eritrosis, necesitará recurrir al láser o la electrocoagulación.

44

Ante las verrugas, la tentación de darse por vencida es grande. Estas excrecencias tan poco atractivas invaden los dedos, pero también la cara y el cuello. No obstante, la homeopatía y la herbolaria ofrecen tratamientos eficaces.

¡al ataque de las verrugas!

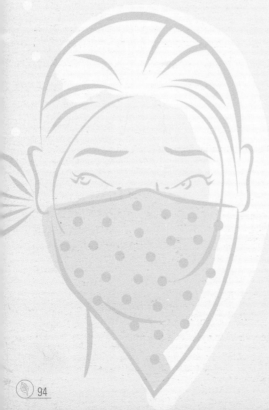

No descuide las verrugas

Las verrugas son pequeñas protuberancias que aparecen o desaparecen sin razón aparente. Si bien es innegable que los factores psicológicos son preponderantes, parece que surgen generalmente cuando el panorama inmunológico es deficiente. Se deben a un virus del grupo de los papiloma: *Papilomavirus* humano (VPH). Esta afección no es grave, sin embargo puede volverse molesta, en particular en los párpados, el rostro y el cuello.

Recurra a la homeopatía

Esta medicina infinitesimal propone un tratamiento de larga duración que puede poner a prueba su paciencia; sin embargo, vale la pena hacer el intento. Las verrugas terminan por desaparecer, incluso si hay que insistir durante varias semanas. Entonces, ¡ánimo!

Los medicamentos se escogen en función del aspecto de la verruga y de su localización (3 gránulos por la mañana y 3 por la noche).

• para todos los casos: una dosis de *thuya* 15 CH, repetir 3 veces con una semana de intervalo.

• si la verruga se localiza en la planta del pie o de las manos, y es gruesa y dolorosa: *antimonium crudum* 9 CH.

• si es amarillenta y sangrante: *nitricum acidum* 9 CH.

• si se localiza alrededor de las uñas: *graphites* 9 CH.

• si es plana, se sitúa en las manos, en la punta de los dedos: *berberis* 9 CH.

45

combata el herpes

Normalmente, durante el periodo estival, surge la llaga del herpes. Causado por un virus, suele aparecer en la boca, objeto de seducción por excelencia. Para defender su piel, la solución reside en las plantas. Conviene identificar al intruso antes de tratar el problema.

Identifique al intruso

Todo comienza con una sensación local de quemazón. Luego viene la comezón. Aparece entonces una placa roja, seguida por vesículas herpéticas arriba del labio ("fuego" o "pupa"), y después se produce la erupción.

De hecho, el virus *herpes hominis* vive dormido en el organismo de la gran mayoría de nosotros y hace erupción más fácilmente si se da una ligera depre-

● ● ● P A R A   S A B E R   M Á S ──────────────

> Piense en la oligoterapia: el cobre en comprimidos o el dúo magnesio-cobre hacen maravillas para reforzar un sistema inmunológico débil.

> Cambie de régimen alimenticio para prevenir la reactivación del virus. Evite las almendras, nueces y avellanas, y dé prioridad a la soya (soja) y la carne. La lisina que contienen puede frenar los brotes de herpes incipiente.

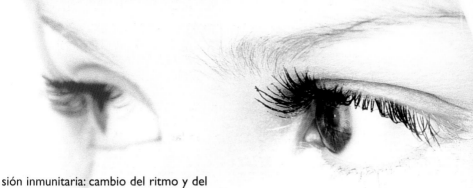

sión inmunitaria: cambio del ritmo y del modo de alimentación, exceso de sol, estrés, fiebre, fatiga… También puede alojarse en los párpados o los órganos genitales… Cuidado: este virus es muy contagioso, basta un simple contacto para propagarlo.

Descubra la fórmula "fito"

La equinácea, una pequeña planta con grandes flores color de rosa, posee propiedades antiherpéticas notables: es a la vez preventiva, curativa y antirrecidiva… Verdadera estimulante del sistema inmunitario, permite al organismo defenderse contra las agresiones externas. Numerosos estudios farmacológicos han demostrado su eficacia en los procesos infecciosos. Si usted tiene predisposición a esta afección, las curas en los momentos críticos (cambio de estación o comienzo de las vacaciones, por ejemplo) son muy eficaces. La equinácea puede encontrarse en diversas formas, para uso interno u externo: tintura, cápsulas, pomada, crema… usted elige.

 EN POCAS PALABRAS

* Sírvase de la naturaleza: la equinácea es muy eficaz para todos los tipos de herpes.

* Tome cobre y magnesio.

* Consuma alimentos ricos en lisina.

46

extermine
el acné

El acné, una afección cutánea particularmente desagradable, es en principio una molestia de la adolescencia, ¡pero los brotes pueden ocurrir mucho después de esa edad! Se deben a una reacción anormal de las glándulas sebáceas. Los cuidados cotidianos y un tratamiento a base de plantas pueden terminar con ellos.

El mal de los adolescentes

El acné es parte de los "gajes" de la adolescencia. Se considera generalmente como una afección cutánea benigna. No obstante, puede tener consecuencias sobre el estado futuro de la piel. Se manifiesta por la inflamación del folículo pilosebáceo y se acompaña de pequeños granos (comedones o barros) en la cara que pueden inflamarse e infectarse. En fases muy agudas, un tratamiento de vitamina A

●●● PARA SABER MÁS

> Existe también un tratamiento herbolario destinado a limpiar las toxinas que acentúan el proceso del acné. La bardana es un depurador que limpia la sangre y mejora la eliminación de los desechos metabólicos. Opte por alternarla una de cada dos semanas con el pensamiento, una planta igualmente depurativa y además cicatrizante. En cuanto al diente de león, estimula el hígado y aumenta las secreciones biliares. Debe tomarse en infusiones o cápsulas.

ácida, prescrito en forma oral, da buenos resultados. Se obtiene sólo con receta médica, pues tiene serias contraindicaciones.

La piel con acné

La piel con acné es grasa por definición. Utilice los cuidados que se aconsejan para ese tipo de cutis. Limpie muy bien la epidermis con un producto dermatológico a base de glicerina que contenga agentes antimicrobianos.

Las pieles que sufren de acné, que a menudo se han vuelto delicadas por los tratamientos que las resecan, prefieren los productos de día del tipo emulsión (aceite en agua) a base de glutonato de zinc (regulador del sebo) y de sustancias emolientes. Otros tipos de emulsión, sin perfume, a base de sales de zinc (antiseborreicas) y de alantoína tienen la ventaja de dejar una textura cremosa, suave y fina al tacto.

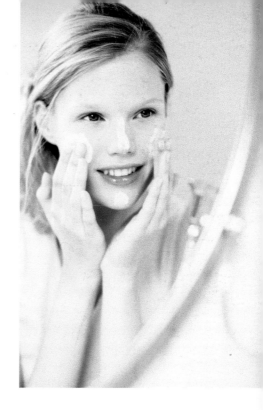

> Pida que le preparen en la farmacia dermatológica la solución siguiente: aceites esenciales de lavanda, orégano y tomillo (30 gotas de cada uno), mezcladas con 125 ml de aceite de almendras dulces. Úsela como tratamiento local externo.

EN POCAS PALABRAS

* Limpie su piel con un producto dermatológico.

* Desintoxique su organismo con plantas (bardana, diente de león, pensamiento).

* Apliquése un tratamiento local a base de aceites esenciales.

47

tome a la psoriasis por asalto

Las personas afectadas por la psoriasis a menudo se sienten como parias. Su piel se descama rápidamente, se descarapela y se inflama. No obstante, con una vida saludable y cuidados dermatológicos apropiados, es posible combatir esta afección cutánea.

La explicación de la psoriasis

Aunque es menos frecuente que el eccema atópico, la psoriasis afecta al 2.5% de la población. Esta afección cutánea se manifiesta por placas rojas cubiertas de una capa blanca escamosa formada por células muertas. Se aloja por lo general en los codos, las rodillas, el cuero cabelludo y arriba de los glúteos. En un ciclo normal, la epidermis se renueva cada 28 días.

● ● ● P A R A   S A B E R   M Á S

> La homeopatía también aporta una respuesta suave y eficaz para la psoriasis.
> Si usted es depresiva, la psoriasis se sitúa al nivel de las uñas y las articulaciones. Considere la *sepia* 5 CH.

> Si usted es ansiosa, siente constantemente la necesidad de ser aprobada y sufre de ataques de cansancio, tome *phosphorus* 5 CH.

En caso de psoriasis, puede que este proceso se lleve a cabo en 5 o 7 días. Las consecuencias no tardan en hacerse evidentes: la piel se descarapela y se inflama. Este problema puede volverse crónico.

Las aportaciones del termalismo

El éxito del tratamiento tiene que ver con varios factores. Sabemos que las aguas termales inhiben la activación de las células de la alergia, limitan la inflamación, equilibran las células de la piel y actúan sobre los radicales libres. El tratamiento se basa en las duchas. Otros cuidados, como los rocíos faciales o generales tienen el efecto de suavizar la piel al tiempo que reducen la inflamación. Por último, algo que no debe descuidarse, la cura es una oportunidad para romper con el aislamiento que implica la enfermedad. Sabemos que esta afección posee un fuerte componente psicosomático.

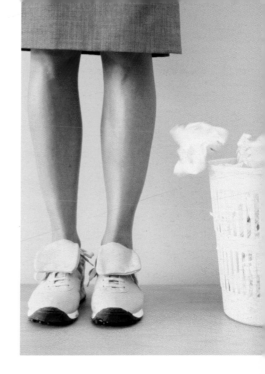

> Si usted es meticulosa y le angustia el miedo a envejecer, tome *arsenicum album*.
> Estos medicamentos deben tomarse en dosis de 3 gránulos en la mañana y 3 en la noche durante un mes.

 EN POCAS PALABRAS

* Hágase una cura termal: el agua inhibe la activación de las células inmunitarias causantes de la psoriasis.

* Rodéese de gente: el apoyo psicológico es un factor de curación.

* Pruebe la homeopatía, una ayuda suave y eficaz.

48

hermosa durante el embarazo

Paño, manchas ocre, estrías... Para aliviar las pequeñas imperfecciones cutáneas durante el embarazo, los remedios naturales son eficaces. Una tez resplandeciente y un pequeño vientre redondo, es posible.

El embarazo altera la calidad de la piel

Durante el embarazo, el cuerpo se transforma: las hormonas también modifican la piel; se vuelve más grasosa o, por el contrario, más seca. Las señales de fatiga se leen en el rostro. Es el momento de consentir a su epidermis. Hágase una exfoliación para afinar la textura de su piel. Enjuague para absorber los excesos de sebo y controlar el brillo. Si, por el

> ¡Dése un masaje con un profesional!
> La primera sesión puede realizarse desde el segundo mes, una vez que el embarazo esté confirmado. El masaje permite aceptar las modificaciones de su cuerpo y familiarizarse con la llegada del bebé.

> La epidermis reacciona muy pronto a los cambios hormonales, lo cual provoca una falta de elasticidad, una mayor resequedad y la aparición de celulitis. Se puede mejorar fácilmente la belleza de la piel siempre y cuando se le aceite y oxigene con masajes.

contrario, su piel se siente tirante, opte por una mascarilla hidratante.

Si aparecen manchas color ocre en su rostro, ¡no desespere! Normalmente el paño o "máscara del embarazo" desaparece después de dar a luz. No obstante, las plantas pueden atenuar esas manchas que le molestan: el perejil, la tila, la violeta, el brezo hacen maravillas. Tómelas en infusión (una cucharada de cada planta por 1/4 de litro de agua hirviendo; déjese reposar y beba tres tazas al día).

Prevenir las estrías

Para seguir luciendo su escote después del embarazo, declare la guerra a las estrías. Pueden aparecer en las caderas, los senos y los glúteos desde el cuarto mes de embarazo y se deben a la ruptura de las fibras elásticas de la piel. Una vez rotas, ¡ya no se pegan! Entonces hay que prevenir.

Utilice cada día una crema antiestrías. Algunas fórmulas que contienen aceite de almendras dulces nutren la piel profundamente. Otros cuidados a base de silicio estimulan los fibroblastos. Las cremas con oligoelementos ayudan a la elaboración de un colágeno de buena calidad. Dedique por lo menos 5 minutos de cada día a darse un automasaje.

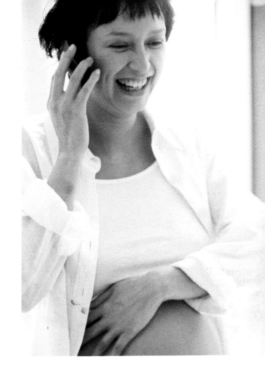

 EN POCAS PALABRAS

* Beba infusiones de perejil y violeta para evitar las manchas del embarazo.

* Evite las estrías con cremas a base de silicio y oligoelementos.

* Regálese un masaje para sentirse bien en cuerpo y mente.

49

hable con su psicólogo

A veces, la piel nos traiciona con erupciones repentinas. Estudios recientes han demostrado que nuestro estado psíquico influye en el aspecto de nuestra epidermis. Para terminar con las molestias que se resisten a los cuidados cotidianos, hable con un psicólogo.

Diálogo con la piel

La piel transmite al cerebro sus sensaciones y lo mantiene informado sobre las condiciones ambientales. Del mismo modo, el cerebro le responde. Sabemos que el flujo nervioso conduce la información hasta la epidermis, donde se libera en forma de sustancias bioquímicas, los neuromediadores, que provocan diversas reacciones. Gracias a estos mensajeros, se inicia un verdadero diálogo entre nuestra piel y el cerebro.

Consultas de psicodermatología

Bajo el efecto del estrés, de una emoción fuerte, de un disgusto, la piel puede reaccionar violentamente: se inflama, enrojece, da comezón.

Todos los neuromediadores se alteran por el exceso de mensajes nerviosos. Para calmar todo eso, hay que ocuparse tanto de la piel como de la mente. Existen consultas de psicodermatología en las cuales se atiende a pacientes en estos dos aspectos al mismo tiempo. Una simple psicoterapia también puede resultar eficaz para poner en orden su vida interior y mejorar el estado de su piel.

● ● ●   PARA SABER MÁS

> Experimente con los elixires florales del doctor Bach. Este médico inglés creó a principios del siglo XX diluciones sutiles de flores, capaces de regular nuestros estados de ánimo. Cada una de ellas posee una virtud particular: la agrimonia ayuda a recuperar la paz interior cuando escondemos nuestro malestar bajo una alegría superficial; el escaramujo ayuda a las personas carentes de entusiasmo a recuperar el gusto por las actividades; el ciruelo silvestre proporciona un mayor dominio de sí mismo a quien ha perdido el control… ¡Elija la suya!

EN POCAS PALABRAS

* Cuando las cosas no van bien, escuche a su piel. Existe un diálogo constante con la mente.

* Hable con un psicólogo o consulte un psicodermatólogo.

* Pruebe los elixires florales del doctor Bach.

50 borre las manchas

Ser hermosa es librar una batalla contra todo aquello que opaca el resplandor del rostro, incluyendo las manchas. Dos reglas se imponen para hacerlas desaparecer.

La explicación sobre las manchas: las manchas color café forman parte de las pequeñas imperfecciones del rostro. Todas tienen la misma causa: la melanina, producida por los melanocitos, que protegen la piel contra los rayos del sol, no se dispersa y se concentra. Pero el origen del proceso puede variar: causas hormonales (embarazo, píldoras anticonceptivas), envejecimiento, exceso de sol, y siempre reaparecen con cada exposición.

Para evitarlas, proteja su rostro en el verano con un filtro solar total.

Las cremas antipigmentos: para hacer desaparecer las manchas una vez que se han presentado, hay una sola solución: las cremas para despigmentar. Éstas contienen sustancias que bloquean la síntesis de la melanina o retardan la actividad de los melanocitos. Hay que usarlas regularmente para evitar el efecto de rebote. En caso de que fracasen, los dermatólogos recomiendan un tratamiento químico a base de hidroquinona, vitamina A ácida y corticoides, pero tiene contraindicaciones.

● ● ● PARA SABER MÁS

> Prepare una infusión de diente de león y bardana y apliquesela en compresas (15 gramos de cada una por 1 litro de agua, deje hervir 10 minutos). Desvanezca sus pecas con anémona (50 gramos en 1/4 de litro de agua hirviendo, deje reposar 10 minutos).

EN POCAS PALABRAS

* Las manchas se deben a la acumulación de melanina.

* Proteja su rostro del sol con un filtro total.

* Pruebe los cuidados que mejor se adapten a su piel.

51 prevenga las alergias al sol

Los riesgos de fotosensibilización y de alergia aumentan con el sol. Es importante conocer los factores que provocan estas reacciones. El perfume, los medicamentos y los filtros químicos son los primeros de la lista.

Perfume y sol: cuando usamos perfume y nos exponemos al sol directamente, corremos el riesgo de contraer alergias y fotosensibilización. El alcohol que contiene el perfume puede aumentar la sensibilidad de la piel, que reaccionará violentamente a la agresión solar, quemándose y pigmentándose. Otros tipos de reacciones se manifiestan por erupciones de pequeños granos.

Filtros solares y medicamentos: si usted se pone roja como tomate en pocos minutos, es porque su piel no soporta los filtros químicos que contienen las cremas solares. Elija productos solares que no los tengan. También tome precauciones con ciertos medicamentos como los diuréticos, antibióticos, antiinflamatorios, antidepresivos y algunas píldoras anticonceptivas. Consulte a su dermatólogo.

● ● ● PARA SABER MÁS

> La verdadera alergia al sol requiere atención médica. Esta urticaria se manifiesta con manchas rojas, sobre todo en el busto y el cuello. Le recetarán tratamientos específicos que detendrán la reacción alérgica a nivel inmunitario.

EN POCAS PALABRAS

* Tome precauciones: algunos medicamentos y filtros químicos son alergénicos.

* Evite los perfumes cuando se exponga al sol.

* Consulte a un dermatólogo en caso de erupción alérgica.

52

considere la homeopatía

La homeopatía es muy eficaz para combatir los problemas de la piel, y con razón: ¡esta medicina global cura al mismo tiempo el cuerpo y la mente! La urticaria y la micosis no la soportan.

Tratar la urticaria

La urticaria es una reacción cutánea inflamatoria cuya causa puede ser externa (fresas, el sol) o interna (las emociones). Se manifiesta por pápulas que pueden llegar a formar placas que desaparecen rápidamente, acompañadas por intensas comezones. Al médico homeópata le corresponde encontrar el medicamento conveniente. He aquí, como ejemplo, algunos tratamientos comunes (3 gránulos, 4 veces al día):

• Las comezones se agravan al contacto con el agua: *urtica urens* 9 CH.

• Las placas son rojas y se hinchan; se mejoran con el frío: *apiz* 9 CH.
• La urticaria se produce tras excesos alimenticios: *antimonium crudum* 9 CH.
• Las comezones se calman al contacto con el agua caliente: *arsenicum album* 9 CH.

Combatir las micosis

Nuestra piel alberga habitantes microscópicos con los cuales vivimos muy bien. Aunque algunos de estos huéspedes nos son indispensables para vivir, otros pueden volverse indeseables cuando proliferan. Es el caso de hongos minúsculos: la micosis cutánea, que se presenta en diversas formas. A cada una de ellas le corresponde un tratamiento preciso. He aquí los dos ejemplos más comunes:

• **las dermatoficias:** la contaminación se produce en las piscinas o las duchas de los centros deportivos. Todo comienza generalmente entre los dedos de los pies. Intente el *mercuriis solubilis* 5 CH.

• **la candidiasis bucal y digestiva:** se localiza en las comisuras de los labios, a menudo después de un tratamiento a base de antibióticos. Tome *condurango* 4 CH.

53

practique el tao de la piel

Para los médicos de la China antigua, una piel resplandeciente reflejaba una adecuada armonía energética. Hoy todavía podemos recurrir a las técnicas orientales para equilibrar el yin y el yang. ¡La belleza saldrá beneficiada!

Equilibrar el yin y el yang

Los médicos de la China antigua pensaban que la piel era el espejo de la armonía energética interior. Como todo lo que vive, nuestro cuerpo se anima por una energía que circula a lo largo de canales llamados meridianos. Esta energía posee dos polos: un polo yin (asociado a la feminidad, la suavidad, la humedad, la luna, la pasividad) y un polo yang (asociado a la virilidad, la fuerza, el calor, el sol, la actividad). Como la salud, la belleza es resultado del perfecto equilibrio entre ambos polos energéticos. La energía yin es responsable de la película hidrolipídica de la epidermis, elemento que asegura la suavidad, la flexibilidad y la transparencia de la tez. La energía yang regula el tono y la regeneración celular. La falta de energía yin se manifiesta con arrugas y flacidez en los contornos del rostro. La carencia de energía yang se manifiesta sobre todo con rojeces.

Renovar su energía

En el transcurso del día, la energía vital circula de un órgano a otro de acuerdo con un ritmo bien establecido. Ahora bien, cada órgano posee una influencia precisa sobre el aspecto de nuestra piel. Cuando la energía no circula bien en el meridiano del pulmón, la piel se pone muy pálida y el mentón o la frente se cubren de granitos. Cuando circula mal en el meridiano del riñón, aparecen ojeras y bolsas bajo los ojos.

Cuando se estanca en el meridiano del intestino delgado, el rostro suele enrojecerse y presenta cuperosis rosácea.

En la tradición asiática, los problemas se remedian con masajes energéticos o con sesiones de acupuntura. También pueden tomarse curas a base de plantas y modificar la alimentación según los principios de la energética.

● ● ●   P A R A   S A B E R   M Á S

> Para despertar su piel "a la china" intente el *do-in*, una técnica de masaje energético que se practica con la yema de los dedos.

> Comience por los 4 puntos que corren sobre la línea de las cejas.

> Después parta del centro de la frente y descienda a lo largo de la nariz.

> Para una mirada impactante, realice tres presiones debajo de cada ojo.

> Por último, haga un doblez a la parte baja de sus labios partiendo de las comisuras.

> Repita cada movimiento cinco veces antes de pasar al siguiente.

EN POCAS PALABRAS

* Según la medicina china, la belleza de la piel es el reflejo del equilibrio energético del cuerpo.

* El yin y el yang deben estar en armonía.

54 hágase una cura de oligoelementos

Para terminar con ciertas afecciones cutáneas, descubra los oligoelementos: estas sustancias juegan un papel preponderante en la salud de la piel.

El papel de los oligoelementos: los oligoelementos que las grandes marcas integran en sus cremas cosméticas (*véase* Consejo 5) se vuelven medicamentos naturales al ingerirse. Juegan el papel de enzimas durante miles de reacciones bioquímicas indispensables para la vida celular. Sin ellos, estas reacciones funcionan mal, incluso a nivel cutáneo.

Oligoelementos a la carta:
• **el cobre** ayuda a la eliminación de los radicales libres responsables del envejecimiento.
• **el azufre** es esencial en el tratamiento de la psoriasis.
• **el magnesio** ayuda a luchar contra la urticaria y contra los fenómenos alérgicos cutáneos.
• **el litio**, gran moderador del sistema nervioso, mejora todos los problemas cutáneos debidos al nerviosismo y al estrés.
• **el silicio** interviene en la estructura del colágeno y de la elasticidad. Es eficaz para hacer desaparecer las verrugas.

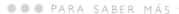

PARA SABER MÁS

> **Contra los labios partidos, hágase una cura preventiva de manganeso, magnesio y azufre.**
> **Contra el herpes, el cobre asociado en el dúo magnesio-cobre hace proezas.**
> **Los oligoelementos se venden en la farmacia, pero más vale consultar a un médico especialista.**

EN POCAS PALABRAS

* Los oligoelementos son indispensables para la vida celular.

* Cada uno de ellos posee un papel específico.

* Se pueden conseguir en la farmacia.

55 piense en la bardana

La fitoterapia fue sin duda la primera medicina del ser humano, y los científicos reconocen su eficacia. En lo que respecta a la dermatología, la bardana es una superplanta: en casos de acné o eccema, siempre se puede contar con ella.

"La hierba de los tiñosos": esta planta atesora innumerables beneficios conocidos desde hace siglos. De hecho, su nombre popular "hierba de los tiñosos" se debe a su utilización tradicional contra los problemas cutáneos.

Un antibiótico vegetal: por su acción depurativa, la bardana permite curar el eccema, el acné, los forúnculos, el impétigo… También es antibacteriana, pues contiene un antibiótico vegetal. Puede utilizarse en infusión (50 gramos por un litro de agua hirviendo; deje reposar 10 minutos, beba 3 tazas al día), o en cápsulas (3 al día). También existe una preparación (25 gramos por 1 litro de agua, hervir 3 minutos y dejar reposar otros 10) que se utiliza como loción para los granos y lesiones cutáneas.

● ● ● PARA SABER MÁS

> La infusión de bardana también es eficaz contra la pérdida del cabello.
> Remoje 200 gramos de raíz de bardana en 200 gramos de vinagre de vino durante por lo menos 10 días.
> Utilice esta preparación como loción capilar.

EN POCAS PALABRAS

* Las plantas son medicamentos naturales muy eficaces.

* La bardana es ideal para las enfermedades de la piel.

* Es depurativa y antibiótica.

56

aborde la menopausia con estilo

¡La menopausia no es una enfermedad!
Pero esta prueba esencial de la vida
de las mujeres no está exenta de molestias,
específicamente a nivel cutáneo.
Para lucir una belleza a flor de piel al acercarse
los cincuenta, los métodos naturales dan resultado.

Una prevención eficaz

Durante la menopausia, las arrugas y la resequedad de las mucosas son el centro de las preocupaciones femeninas. En efecto, la producción de colágeno y la hidratación cutánea dependen de los estrógenos que el organismo deja de producir. Entonces hay que encontrar con qué reemplazarlos.

En la gama de los oligoelementos, el selenio y la vitamina E se prescriben como tratamientos preventivos. Además, usted puede adquirir el hábito de hidratar la piel y las mucosas, que a menudo descuidamos, con aceites para el cuerpo: karité (corozo), rosa mosqueta, macadamia, germen de trigo y sábila constituyen la mezcla ideal que se prepara en cualquier buena farmacia dermatológica.

Isoflavones y ácido linoleico

Para una menopausia feliz, vale la pena replantear sus hábitos alimenticios: dé prioridad a los isoflavones y al ácido linoleico.

Más allá de su función como precursor hormonal, los isoflavones son notables antioxidantes vegetales. Estas moléculas se desviven para protegerla del tiempo. Las encontrará principalmente en la soya.

Tome en cuenta los aceites alimenticios para combatir la resequedad cutánea. Algunos son pobres en ácido linoleico, por lo que debe variar los aceites que consume (soya, nuez, oliva…) y seguir regularmente un tratamiento de aceite de pescado en cápsulas.

● ● ●   P A R A   S A B E R   M Á S

> Una nueva herramienta de belleza: la crema de ñame (*wild yam*). Esta planta mexicana contiene un precursor natural de la progesterona que se almacena en el hígado para transformarse en progesterona según las necesidades de su organismo. Así, ¡no hay riesgo de sobredosis! Esta aportación suplementaria de progesterona evita todos los problemas debidos a la deshidratación rápida de esta hormona: pérdida de la elasticidad de la piel, caída cutánea, arrugas…

EN POCAS PALABRAS

* Prevenga las arrugas y la resequedad de la mucosa.

* Dé prioridad al aceite de soya en el menú.

* Dése un masaje con crema de ñame.

57 evite las dietas

Para permanecer tersa y bella, la piel necesita ciertos alimentos, pero hay un problema: las reglas de la alimentación para una piel hermosa no son las mismas que las de una dieta para adelgazar.

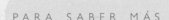

● ● ● PARA SABER MÁS

> Las vitaminas y las sales minerales también son esenciales para matener la calidad de la piel.

> Por supuesto, no las suprimimos en los regímenes para adelgazar, pero el simple hecho de reducir la ración calórica global basta para reducir la cantidad de micronutrientes absorbidos en un día.

Los lácteos

Es bien conocida la importancia de los bacilos bífidos para la piel. Primero, estas bacterias evitan los problemas digestivos, causantes de gran parte de los barros. Aseguran también una adecuada absorción de las vitaminas del grupo B, que proporcionan una piel reluciente. Si usted ha suprimido los quesos, yogures y quesos frescos, procure complementar su alimentación mediante suplementos alimenticios que incluyan suficientes dosis de bacilos bífidos.

Las grasas

Probablemente, usted está peleada con las grasas para conservar la línea. En cuanto a los kilos, tiene razón, pero en lo que respecta a la piel, no es una buena solución: ¡las necesita! Las grasas son los constituyentes principales de las membranas celulares. Cuando necesitan ácidos grasos,

se ponen rígidas, la piel se reseca y aparecen las arrugas. La información intercelular se transmite de mal en peor. La solución: los aceites crudos. Un chorro de aceite de oliva, de maíz o de girasol en su ensalada le ayuda a restaurar la barrera cutánea. Considere también el pescado. Si sigue un régimen estricto, no olvide complementar su alimentación con aceites en cápsulas: borraja, onagra, pescado… tienen algunas calorías, pero son eficaces para la piel.

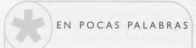

EN POCAS PALABRAS

* Si no suele comer lácteos, tome complementos alimenticios a base de bacilos bífidos.

* Si no come grasas, considere las cápsulas con aceite de onagra, borraja o pescado.

* Si sigue una dieta hipocalórica, hágase curas de vitaminas y minerales naturales.

> El cansancio llega rápidamente, y se acompaña de una tez opaca y una piel reseca. Si es el caso, hágase una cura de vitaminas y minerales, de preferencia de origen natural.

58

pruebe las plantas exóticas

En todas las culturas existen plantas para conservar la belleza.

Las mujeres siempre han sabido qué conviene a su piel. ¿Por qué no hurgar en el inmenso repertorio de plantas exóticas?

La sábila: una panacea del desierto

En el antiguo Egipto, las mujeres utilizaban cotidianamente la sábila para embellecer su piel. Hidratante, tranquilizante y reparadora, la sábila pertenece a la categoría de las "suculentas": plantas grasas que crecen silvestres en el desierto africano y que se cultivan en zonas áridas de varios países (EUA, México…). Verdadera panacea, la sábila limita la pérdida hídrica de

● ● ● P A R A   S A B E R   M Á S

> En Oriente se utiliza el té verde chino para darle una mano a las pieles cansadas. Como los japoneses, usted puede dar masaje a su rostro con hojas de té verde maceradas en agua caliente.

> El té verde atenúa la cuperosis gracias a su riqueza en sales minerales y oligoelementos (calcio, potasio, cobre, zinc…).

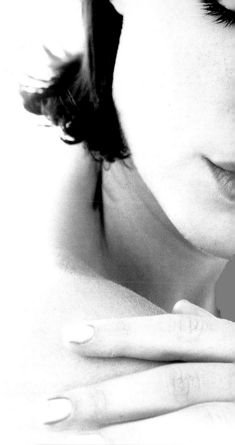

la epidermis; resulta un excelente regenerador celular, acelera la cicatrización y aumenta la producción de elastina y de colágeno. En gel o en crema, constituye sin duda alguna una opción rejuvenecedora.

El karité (corozo): la suavidad traída de África

Por su contenido excepcional de insaponificables, materias grasas de gran demanda, la manteca de karité se utiliza en cosmética. Obtenida de un arbolito africano, esta crema natural hidrata y nutre las pieles secas y sensibles. Se utiliza también para restituir la epidermis. Se aprecia aún más en verano y en los países cálidos, ya que alivia las quemaduras del sol. Puede encontrarse en diversas formas: bálsamo, leche, emulsión… Cualquiera que sea su presentación, el karité siempre deberá estar al servicio de nuestra belleza.

> Entre los indios de América del Norte, la equinácea estimula el sistema inmunitario, regenera y protege la piel.

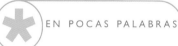

EN POCAS PALABRAS

* La sábila constituye una verdadera cura de juventud.

* La manteca de karité repara la piel que ha sufrido quemaduras.

* El té verde es conocido por su efecto sobre la cuperosis.

59

aplíquese un masaje facial

El masaje energético es un arte sutil que seguramente le devolverá la sonrisa. Facilita la circulación de la energía y es excelente para el cutis cansado y alterado por los excesos de mesa.

Un masaje casero

¿Tiene el cutis tirante, el rostro tenso, cansado? Aproveche un fin de semana para practicar un masaje japonés: recuperará una tez de jovencita. Esta técnica alisa las arrugas y tonifica los músculos del rostro. Entre tradición y modernidad, resulta una nueva forma de entender la belleza.

Lección de masaje facial

① *Kensei*
Localización: en la cavidad del hombro, en la unión entre la clavícula y el trapecio.
Acción: una presión suave en ese punto permite relajar la zona cervical y desatar las contracturas leves en los hombros. Realice una presión con el pulgar de cada lado.

② *Shiaku*
Localización: a 1 cm de la órbita del ojo, al nivel de la pupila. Ejerza una presión suave con la yema de los dedos.

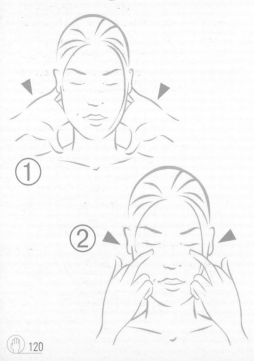

Acción: además de mitigar el cansancio, actúa sobre la fatiga ocular, despeja las fosas nasales y calma asimismo los dolores de cabeza. Utilice el dedo medio.

③, ④ y ⑤ *Shintei, bisho y kyokusa*
Localización: tome la cabeza entre las manos y efectúe ligeras presiones sobre la frente. Comience con una presión con los dos índices sobre el *shintei*, localizado en la mitad superior de la frente, otra en *bisho* y por último en *kyokusa*; una después de la otra. Para situarlos, divida la mitad de la frente en 6 secciones; *bisho* es el segundo punto partiendo del centro, y *kyokusa* el tercero.
Acción: las contracturas se eliminan de inmediato.

Shosho
Localización: al nivel de la depresión entre el labio inferior y el mentón.
Acción: permite relajar la zona de las mandíbulas a menudo contracturadas a causa del estrés. Utilice los 2 dedos medios.

Sanchiku
Localización: en la raíz de la ceja.
Acción: este punto puede ser doloroso en caso de tensiones fuertes. Más vale apoyar progresivamente y limitar la presión. Utilice el dedo medio.

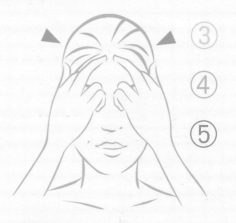

Hyakue
Localización: en la parte alta del cráneo.
Acción: A sus propiedades relajantes se agrega la estimulación circulatoria del metabolismo y, por lo tanto, el equilibrio. Para terminar, presione fuertemente con ayuda de los pulgares sobrepuestos sobre *hyakue*: zona del equilibrio.

EN POCAS PALABRAS

* Al mejorar la circulación de la energía vital, el masaje energético mejora el estado de la piel.

* Disipa las arrugas y refuerza la elasticidad de la piel.

* Alivia los signos de fatiga que opacan el cutis.

60 evádase

Viaje en su cuarto de baño hacia otras latitudes y adopte los trucos de belleza de mujeres de países lejanos: Han demostrado su eficacia y son remedios 100% naturales.

Despliegue el *gasul*: en Marruecos, los rituales de belleza se llevan a cabo en los *hammams*. Estos lugares son verdaderos institutos de belleza donde las mujeres se prodigan cuidados mutuamente. Una vez por semana, friccione vigorosamente su piel con un guante de tela muy áspera y cúbrase de *gasul*, una arcilla color café que se aplica como mascarilla de la cabeza a los pies. Resultado: una piel satinada, limpia y suave.

Triture el mango: en África, las mujeres aprenden de sus madres recetas de belleza naturales. Cuando tienen la tez opaca y la piel cansada, las mujeres senegalesas hacen un puré de mango. Como ellas, agréguele limón y arcilla, licue todo y aplíquese la mezcla sobre el rostro. Este tratamiento cierra los poros y revitaliza la piel.

● ● ●   PARA SABER MÁS

> Practicado en India de manera cotidiana, el ritual del masaje se remonta a tiempos inmemoriales. El producto estrella de ese país: el aceite. Antes de acostarse, dé un masaje a todo su cuerpo con aceite de almendra, de castor, de mostaza o de ajonjolí (sésamo). Obtendrá una piel sedosa y tonificada.

EN POCAS PALABRAS

* El *gasul* es una arcilla color café utilizada en Marruecos para suavizar la piel.

* Hágase mascarillas de mango, como en África.

* Hágase un masaje con aceite, como las mujeres hindúes.

testimonio

una cura termal para olvidar los problemas

"Mi primera crisis de psoriasis se desató a los 45 años. Trabajaba como jardinera y lo primero que pensé fue que mi problema estaba relacionado con la tierra o con los guantes. La descamación comenzó en el borde de las uñas, luego en las falanges. Trabajar se volvió difícil. Gracias a la homeopatía, descubrí que una gran contrariedad concluía siempre en una crisis. Como si me doliera la muela en la punta de los dedos… La cura termal resultó eficaz: El dermatólogo observa al paciente durante tres semanas y adapta el tratamiento a base de agua termal (baños, pulverizaciones). El cuerpo y el espíritu se relajan y se benefician plenamente con la acción descongestionante y cicatrizante del agua. Tres semanas bastan para que las irritaciones se atenúen y la cicatrización se acelere. De vuelta en casa, me embadurno al primer signo de alerta con productos a base de agua termal que tienen un efecto calmante."

guía de plantas medicinales

En esta tabla hemos incluido los nombres científicos de cada planta para que usted pueda conseguirlas en cualquier región de América Latina, independientemente de sus nombres comunes locales.

Nombre común	Nombre científico	Nombre común	Nombre científico
abedul	Betula pendula	flores de Tiaré	Gardenia tahitensis
acebo	Ilex aquifolium	geranio	Pelargonium graveolens
aciano	Centaurea cyanus	ginkgo	Ginkgo biloba
agrimonia	Agrimonia eupatoria	hiedra	Hedera hélix
ajonjolí o sésamo	Sesamum indicum	iris o lirio azul	Iris germanica
alcachofa	Cynara scolymus	jojoba	Simmondsia chinensis
alcanfor	Cinnamomum camphora	karité o corozo	Butryospermum paradoxum
alga kelp parda de los litorales marinos	Ascophyllum nodosum	lavanda	Lavandula angustifolia
alga parda japonesa	Undaria pinnatifida	macadamia	Macadamia integrifolia
alga roja	Porphyra columbina	malva	Malva sylvestris
alga verde	Ulva lactuca	malvavisco o vara de san José	Althaea officinalis
alga verde azul o cianobacteria de origen mexicano	Spirulina maxima	manzanilla	Matricaria recutita
		mentol	Mentha spicata
		mostaza	Brassica nigra
almendras dulces	Prunus amygdalus L. var. dulces	naranja clementina	Citrus reticulata var. clementina
anémona de los bosques	Anemone nemorosa	neroli	Citrus aurantium
		nogal	Juglans regia
angélica	Angelica archangelica	ñame o wild yam	Dioscorea composita
árnica europea	Árnica montana	onagra o prímula	Oenothera biennis
árnica mexicana	Heterotheca inuloides	orégano	Origanum vulgare y Lippia graveolens
avena	Avena sativa		
bardana o lampazo	Arctium lappa	ortosifón o té de Java	Ortosiphon staminemus
bergamota	Styrax benzoin	pensamiento	Viola tricolor
borraja	Borago officinalis	perejil	Petroselinum crispum
benjuí	Styrax benzoin	pino	Pinnus spp.
brezo	Calluna Vulgaris	rábano negro	Raphanus sarivus
caléndula o mercadela	Calendula officinalis	romero	Rosmarinus officinalis
		rosa	Rosa x damascana y otras especies.
canela	Cynnamomum zeylanicum	rosa mosqueta	Rosa rubiginosa, R. eglanteria
castaño de indias	Aesculus hippocastanum	rosal silvestre o escaramujo	Rosa canina
cedro rojo	Cederla oderata	rusco	Ruscus aculeatus
celidonia europea	Chelidonium majus	sábila	Aloe vera
ciruelo silvestre	Prunus serasifera	salvia europea o sage	Savia officinalis
coco	Cocos nucifera	sándalo	Santalum album
cola de caballo	Equisetum arvense	té verde	Cammelia sinensis
diente de león	Taraxacum officinale	thuya	Thuya occidentalis
durazno, chabacano o albaricoque	Prunus armeniaca o Armeniaca vulgaris	tila	Tilia cordata y Tilia mexicana trigo Triticum vulgare
equinácea	Echinacea purpurea y E. angustifolia	tomillo	Thymus vulgaris
		ulmaria o reina de los prados	Filipendula ulmaria
eucalipto	Eucalyptus globulus	viña, vid o uva	Vitis vinifera
flor de la mandarina	Citrus reticulata	violeta	Viola odorata

índice alfabético

Marabout...

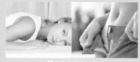
Adelgazar
60 consejos con respuestas adaptadas a sus necesidades
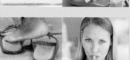
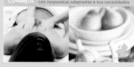

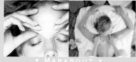
Dolores de cabeza
60 consejos con respuestas adaptadas a sus necesidades
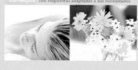
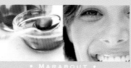

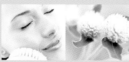
Anti-alergias
60 consejos con respuestas adaptadas a sus necesidades
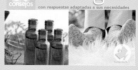
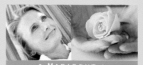

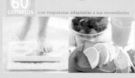
Anti-dolor
60 consejos con respuestas adaptadas a sus necesidades
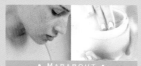
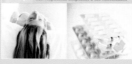

Anti-edad
60 consejos con respuestas adaptadas a sus necesidades
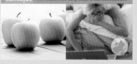

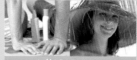
Menopausia
60 consejos con respuestas adaptadas a sus necesidades

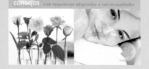
Piel bella
60 consejos con respuestas adaptadas a sus necesidades

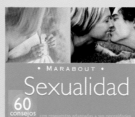
Sexualidad
60 consejos con respuestas adaptadas a sus necesidades
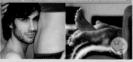

Piel y sol
60 consejos con respuestas adaptadas a sus necesidades
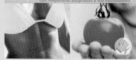

es tu secreto

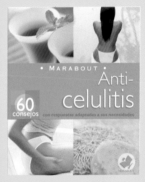

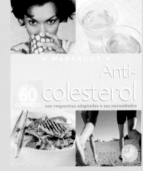

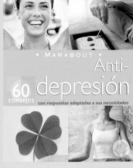

- MARABOUT - Anti-**celulitis**
60 consejos con respuestas adaptadas a sus necesidades

- MARABOUT - Anti-**colesterol**
60 consejos con respuestas adaptadas a sus necesidades

- MARABOUT - Anti-**depresión**
60 consejos con respuestas adaptadas a sus necesidades

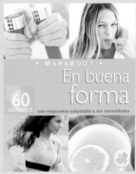

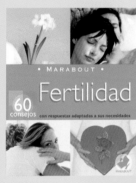

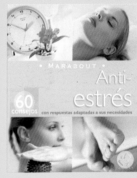

- MARABOUT - En buena **forma**
60 consejos con respuestas adaptadas a sus necesidades

- MARABOUT - **Fertilidad**
60 consejos con respuestas adaptadas a sus necesidades

- MARABOUT - Anti-**estrés**
60 consejos con respuestas adaptadas a sus necesidades

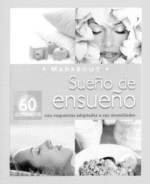

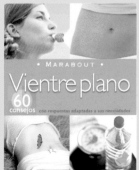

- MARABOUT - Sueño de **ensueño**
60 consejos con respuestas adaptadas a sus necesidades

- MARABOUT - Vientre **plano**
60 consejos con respuestas adaptadas a sus necesidades

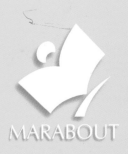

MARABOUT

créditos

Traducción y adaptación:
Ediciones Larousse con la colaboración del Instituto Francés de América Latina (IFAL) y de Claudia Itzkowich.

Revisión técnica médica:
Dr. Fidel Sánchez Tamés.

Revisión técnica en plantas medicinales:
Biólogos Miguel Ángel Gutiérrez Domínguez y Yolanda Betancourt Aguilar.
Jardín Botánico Universitario de Plantas Medicinales de la Universidad Autónoma de Tlaxcala.

Créditos fotográficos
Fotografías de portada: sup. izq. Gen Nishino/Photonica, sup. der. B. Andersson/Marie Claire, inf. izq. Neo Vision/Photonica, inf. der. F. Deconinck/Marie Claire. pp. 8-9, K. Solveig/Zefa; pp. 10-11, Emely/Zefa; p. 13, G. Girardot/Marie Claire; p. 17, D. Matal/Marie Claire; p. 18, G. Girardot/Marie Claire; p. 23, © Akiko Ida; p. 25, B. Andersson/Marie Claire; p. 26, 43, 56, 82, 87, 116, Neo Vision/Photonica; 31, F. Deconinck/Marie Claire; p. 33, P. Baumann/Marie Claire; p. 34, B. Martin/Marie Claire; p. 41, P. Frisée/Marie Claire; p. 45, B. Andersson/Marie Claire; p. 49, Pinto/Zefa; p. 51, J. F. Jonvelle/Marie Claire; p. 55, B. Andersson/Marie Claire; p. 59, H. Brehm/Marie Claire; p. 63, R. Knobloch/Zefa; p. 65, M. Montezin/Marie Claire; p. 67, M. Montezin/Marie Claire; p. 71, S. Lancrenon/Marie Claire; p. 74, B. Andersson/Marie Claire; p. 79, H. Jullian/Marie Claire; p. 89, B. Andersson/Marie Claire; p. 92, F. Deconinck/Marie Claire; p. 97, H. Brehm/Marie Claire; p. 99, P. Baumann/Marie Claire; p. 101, Virgo/Zefa; p. 103, D. R. Photoalto; p. 119, B. Andersson/Marie Claire.

Ilustraciones: Hèlene Lafaix para las páginas 14, 20-21, 36, 52-53, 69, 72-73, 76, 90-91, 94, 104, 108, 110-111, 114 y 120-121.

EDICIÓN ORIGINAL
Responsable editorial: Caroline Rolland
Dirección de la colección: Marie Borrel
Coordinación: Alexandra Bentz
Dirección artística: Guylaine Moi
Realización: G & C MOI
Iconografía: Alexandra Bentz y Guylaine Moi

VERSIÓN PARA AMÉRICA LATINA
Dirección editorial: Amalia Estrada
Asistencia editorial: Lourdes Corona
Coordinación de portadas: Mónica Godínez
Asistencia administrativa: Guadalupe Gil

Si desea más información sobre plantas medicinales, puede acudir a:
Red Mexicana de Plantas Medicinales y Aromáticas S.C., Hierbas Orgánicas de México S.A.,
Herboristería Internacional La Naturaleza, Leonarda Gómez Blanco 59, Lote 6 manzana 2, Fracc. Villa Ribereña, Acxotla del Río Totolac, Tlaxcala. C.P. 90160
Tels. (241) 41 85 100, (246) 46 290 73, (222) 232 73 60
www.redmexicana.cjb.net
www.herbolariamexicana.org
Jardín Botánico Universitario de Plantas Medicinales
Secretaría de Investigación Científica, Universidad Autónoma de Tlaxcala, Av. Universidad No. 1, C.P. 90070 Tlaxcala, Tlaxcala
Tel. (246) 46 223 13 hierbas@prodigy.net.mx